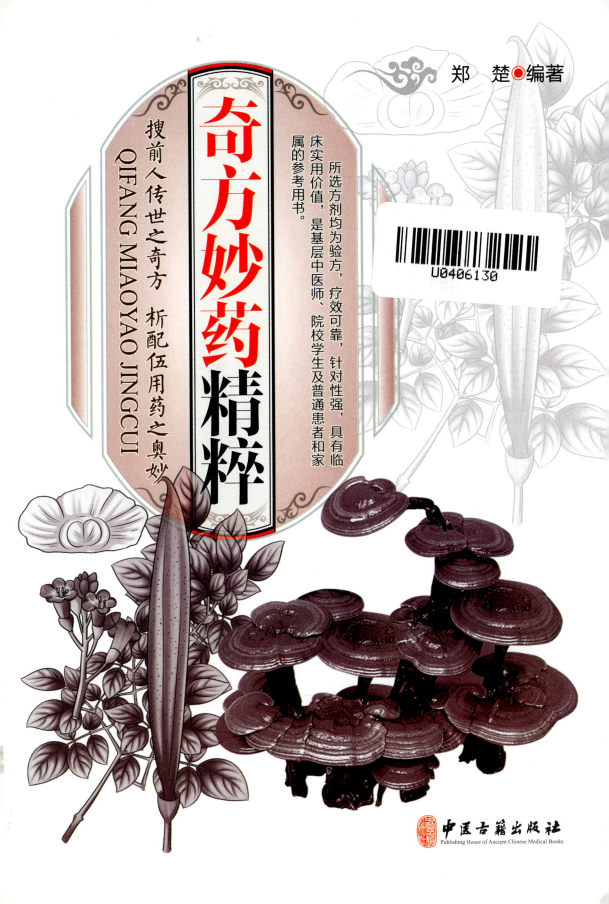

奇方妙药精粹

郑 楚 编著

搜前人传世之奇方 析配伍用药之奥妙
QIFANG MIAOYAO JINGCUI

所选方剂均为验方,疗效可靠,针对性强,具有临床实用价值,是基层中医师、院校学生及普通患者和家属的参考用书。

中医古籍出版社
Publishing House of Ancient Chinese Medical Books

图书在版编目（CIP）数据

奇方妙药精粹 / 郑楚编著 . -- 北京：中医古籍出版社 , 2019.8
　ISBN 978-7-5152-1912-7

　Ⅰ.①奇… Ⅱ.①郑… Ⅲ.①验方 – 汇编 Ⅳ. ① R289.5

中国版本图书馆 CIP 数据核字 (2019) 第 140529 号

奇方妙药精粹

编　　　著：	郑楚
责任编辑：	黄鑫　周平
出版发行：	中医古籍出版社
社　　　址：	北京市东直门内南小街 16 号（100700）
印　　　刷：	北京彩虹伟业印刷有限公司
发　　　行：	全国新华书店发行
开　　　本：	710mm×1000mm　1/16
印　　　张：	15
字　　　数：	207千字
版　　　次：	2019年8月第1版　2019年8月第1次印刷
书　　　号：	ISBN 978-7-5152-1912-7
定　　　价：	68.00元

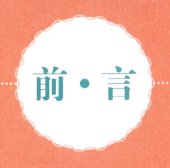

前·言

民之良药，国之瑰宝。书中介绍的"妙药"并非药本身的"神妙"，这些药物就在我们身边随处可得，经过本书"奇方"指点，便成了治病疗伤的特效药，其疗效令人惊叹。

本书汇集了中医治疗常见疾病的名方、偏方、验方，内容以临床学科为纲，以病统方，以方为主，涉及内科、外科、骨伤科、皮肤科、妇科、儿科、肿瘤科等临床学科，既有常见病、多发病，又有疑难重症。本书所选方剂均为验证方，疗效确实可靠，针对性强，具有临床实用价值，是基层中医师、院校学生及普通患者和家属的参考用书。

对本书中介绍的妙方如有不解之处，可在专业医师的指导下使用，切不可盲目用药，以免造成意外。

编　者

目·录

第一章　内科疾病奇方妙药

感　冒 1

外感发热 4

咳　嗽 6

哮　喘 8

肺气肿 10

肺结核 12

急性气管炎、支气管炎 14

支气管扩张 16

肺　炎 18

心　悸 20

冠心病 22

眩　晕 24

贫　血 26

动脉硬化 28

失　眠 30

癫　痫 32

中　风 34

躁狂症 36

老年性痴呆 38

胃　痛	40
胃　炎	42
消化不良	44
胃、十二指肠溃疡	46
胰腺炎	48
呕　吐	50
呃　逆	52
泄　泻	54
便　秘	56
痢　疾	58
疟　疾	60
病毒性肝炎	62
脂肪肝	64
肝硬化	66
胆囊炎	68
胆结石	70
肾　炎	72
肾结石	74
膀胱炎	76
癃　闭	78
阳　痿	80
遗　精	82
鼻　衄	84
咯　血	85

便　血	86
尿　血	87
紫　斑	88
自汗、盗汗	89
糖尿病	91
内伤发热	93
偏头痛	96
风湿性关节炎	98
类风湿性关节炎	100
坐骨神经痛	102
震　颤	104
腰肌劳损	105
痛　风	108

第二章　外科疾病奇方妙药

疖	110
痈	112
丹　毒	114
阑尾炎	116
肛　裂	118
肛　瘘	120
疝　气	122
痔　疮	124

第三章　骨伤科疾病奇方妙药

颈椎病 126

肩周炎 128

软组织损伤 130

骨质疏松症 132

骨质增生 134

骨　折 136

第四章　皮肤科疾病奇方妙药

皮肤瘙痒 138

痤　疮 140

腋　臭 142

甲　癣 143

冻　疮 144

汗疱疹 147

脂溢性皮炎 148

接触性皮炎 150

神经性皮炎 152

脓疱疮 154

寻常狼疮 156

带状疱疹 158

湿　疹 160

毛囊炎 162

斑　秃 164

单纯疱疹 166

银屑病 167

白癜风 170

第五章 妇科疾病奇方妙药

痛　经 173

闭　经 176

更年期综合征 179

宫颈炎 180

子宫脱垂 183

子宫肌瘤 186

不孕症 188

习惯性流产 190

第六章 儿科疾病奇方妙药

小儿食积 192

小儿厌食 193

小儿夜啼 194

小儿惊风 195

小儿水肿 197

遗尿症 199

儿童多动综合征 202

第七章 肿瘤科奇方妙药

食管癌 204

胃　癌 206

肝　癌 209

肠　癌 212

喉　癌 215

肺　癌 217

白血病 219

皮肤癌 222

前列腺癌 224

乳腺癌 226

宫颈癌 228

第一章 内科疾病奇方妙药

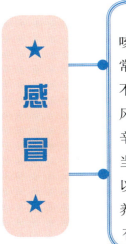

感冒

感冒是指以恶寒发热、头身疼痛、鼻塞流涕、喷嚏咳嗽、全身不适等为主要临床表现的外感疾病。感冒是常见外感病症，四季皆有，以冬春季为多。病机为营卫不和，肺失宣肃。治疗以解表宣肺为原则，但应分清风寒、风热、暑湿及兼夹病邪的不同，而分别采用辛温解表、辛凉解表和解表清暑祛湿等治法祛除表邪，时邪病毒又当以清热解毒为治疗重点。感冒的治疗一般禁用补法，以免敛邪，但若体虚之人，又当在解表剂中佐以益气、养阴等补益之品，以扶正祛邪。正确的煎药、饮食等调护，有助感冒的迅速康复。

妙方一 加减荆防败毒散

组成：荆芥、防风、茯苓、独活、柴胡、前胡、川芎、枳壳、羌活、桔梗、薄荷各4.5克，甘草1.5克。

用法：上药用水300毫升，煎至240毫升，温服。

功效：发散风寒，解表祛湿。适用于"流感"、感冒等病症初起，恶寒、发热、无汗、剧烈头痛、肌肉关节酸痛、舌苔白腻，脉浮或浮数者。本方亦可用于痢疾、疮痈初起而有表寒证者。本方以荆芥、防风解表散寒；柴胡、薄荷解表疏风；羌活、独活散寒除湿，为治肢体疼痛之要药；川芎活血散风，止头痛；枳壳、前胡、桔梗宣肺利气；茯苓、甘草化痰和中。

妙方二　银翘散

组成：连翘、金银花各 30 克，苦桔梗、薄荷、牛蒡子各 18 克，竹叶、荆芥穗各 12 克，生甘草、淡豆豉各 15 克。

用法：温开水吞服或开水泡服，一次 1 包，一日 2～3 次。

功效：辛凉透表，清热解毒。用于风热感冒，发热头痛，口干咳嗽，咽喉疼痛，小便短赤。本方以金银花、连翘辛凉透表，兼以清热解毒；薄荷、荆芥穗、淡豆豉疏风解表，透热外出；苦桔梗、牛蒡子、甘草宣肺祛痰，利咽散结；竹叶甘凉轻清，清热生津止渴。

妙方三　新加香薷饮

组成：香薷、扁豆花、厚朴各 6 克，金银花、连翘各 9 克。

用法：水煎服。每日 1 剂，日服 2 次。

功效：解表祛暑，化湿和中。适用于伤暑感冒，症见发热、微恶风寒、烦渴、汗出、头痛、呕恶、腹泻、尿黄、脉濡数等。方用香薷解表祛暑为主药；配以扁豆花、厚朴和中化湿，金银花、连翘清热解毒，均为辅药。此方既能发汗解热，又能抑菌、抗病毒，并可健胃、利尿，故有祛暑化湿之功。

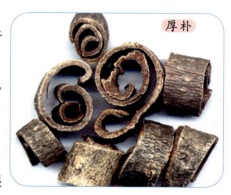

厚朴

妙方四　加减参苏饮

组成：木香、枳壳（去瓤，麸炒）、桔梗（去芦）、甘草（炙）、陈皮（去白）各 9 克，前胡（去苗）、人参、紫苏叶、干葛根（洗）、半夏、茯苓（去皮）各 6 克。

用法：每服 12 克，用水 220 毫升，加生姜 7 片，大枣 1 个，煎至 140 毫升，去渣，微热服，不拘时候。

功效：益气解表，宣肺化痰。适用于虚人外感风寒，内伤痰饮，恶寒发热，头痛鼻塞，咳嗽痰多，胸膈满闷，或痰积中脘，眩晕嘈杂，怔忡哕逆。药物以人参、茯苓、甘草益气以祛邪，紫苏叶、葛根疏风解表，半夏、陈皮、桔梗、前胡宣肺理气、化痰止咳，木香、枳壳理气调中，姜、枣调和营卫。

妙方五　银花青叶饮

组成：金银花15克，蜂蜜50克，大青叶10克。

用法：将金银花、大青叶放入锅内，加水煮沸，3分钟后将药液滗出，放进蜂蜜，搅拌和匀即可。代茶频饮，每日1剂，病情严重者可适当增加剂量，最多不超过3剂。

功效：清热解毒，解表退热。适用于风热感冒，尤宜发热重、咽喉肿痛者。风寒外感发热者不宜服用。

妙方六　生姜红糖饮

组成：生姜10克，红糖15克。

用法：生姜切丝，以沸水冲泡，加盖焖5分钟左右，再放入红糖，调匀即成。趁热顿服，每日1次。服食后宜卧床，盖被取汗。

功效：疏散风寒，健中和胃。适用于风寒感冒。

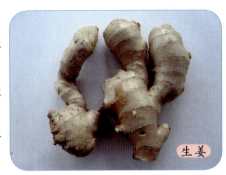
生姜

妙方七　葱白豆豉汤

组成：葱白2根，豆豉10克，调料适量。

用法：先将豆豉倒入锅中，加清水500毫升烧开，沸煮2～3分钟，加入葱白，以调料调味，即成。每日1剂，趁热服用，服后盖被取汗。

功效：解表散寒。适用于风寒感冒引起的发热、咳嗽失声、头痛、鼻塞诸症。

妙方八　清解汤

组成：佩兰6～10克，绵茵陈12～18克，通草3～6克，芦根18～30克，石菖蒲、淡竹叶、青蒿（后下）各5～8克，生石膏20～40克，青天葵6～12克，生甘草3～5克。

用法：水煎，取药汁。每日1剂，分2次服用。

功效：清热化湿。适用于夏季流行性感冒。

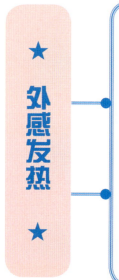

外感发热是六淫、疫毒之邪，由口鼻、皮毛入里，导致体内正邪相争，阴阳失调，阳盛则热的病症。临床以体温升高、面红、身热、口干、舌红、脉数等症状为特征。发热的形式有恶寒发热、壮热、寒热往来、潮热及不规则发热等。由于病变所在脏腑部位不同，而有相应的营卫失和、肺胃热盛、肝胆湿热、下焦湿热等证候。辨证应结合热型分辨病因，分辨病变的脏腑，分辨有无气阴耗伤等。热者寒之，应以清热为治疗原则，常选用清热解毒、清热除湿、通腑泻下、清理脏腑等治法，有时常须配合凉血、化瘀、熄风、开窍等治法，总之，围绕清热祛邪、防止传变进行积极治疗。

妙方一　麻杏石甘汤

组成：麻黄、杏仁各9克，炙甘草6克，石膏18克。

用法：水煎，取药汁。每日1剂，分2次服用，一般7日为1个疗程。

功效：清热解毒，宣肺化痰。适用于肺热证。壮热胸痛，咳嗽喘促，痰黄稠或痰中带血，口干，舌红苔黄，脉数。

加减：常加银花、连翘、黄芩、鱼腥草、蒲公英等加强清热解毒，加金荞麦、葶苈子、前胡、浙贝母泻肺涤痰。胸痛甚者，加郁金、瓜蒌、延胡索通络止痛。痰涌便秘者，加大黄、芒硝通腑泄热。

妙方二　白虎汤

组成：石膏（碎）50克，知母18克，炙甘草6克，粳米9克。

用法：水煎至米熟汤成，温服。

功效：清热生津。适用于胃热型外感发热。症见壮热，口渴引饮，面赤心烦，口苦口臭，舌红苔黄，脉洪大有力。

加减：可加金银花、连翘、黄连、芦根清热解毒。若大便秘结者，加大黄、芒硝通腑泄热。若发斑疹者，加水牛角、玄参、牡丹皮清热凉血。

备注：表证未解的无汗发热，口不渴者；脉见浮细或沉者；血虚发热，脉洪不胜重按者；真寒假热的阴盛格阳证等均不可误用。

妙方三　葛根黄芩黄连汤

组成：葛根15克，炙甘草6克，黄芩、黄连各9克。

用法：上四味，以水八升，先煮葛根，减二升，纳诸药，煮取二升，去渣，分温再服。

功效：清泄里热，解肌散邪。适用于表证未解，邪热入里证。身热，下利臭秽，胸脘烦热，口干作渴，喘而汗出，舌红苔黄，脉数或促。

加减：可加金银花、贯众清热解毒，加木通、车前子增强利湿之效。若热甚者，加山栀子、黄柏助其清热燥湿。腹满而疼痛者，加木香、槟榔以理气止痛。痢下脓血者，加白头翁、马齿苋清热解毒除湿。

备注：若虚寒下利者忌用。

妙方四　九味羌活汤

组成：羌活、防风、苍术各9克，细辛3克，川芎、香白芷、生地黄、黄芩、甘草各6克。

用法：水煎，温服。

功效：发汗祛湿，兼清里热。主治外感风寒湿邪，兼有里热证。恶寒发热，无汗，头痛项强，肢体酸楚疼痛，口苦微渴，舌苔白或微黄，脉浮。

咳嗽

咳嗽是指由于外感或内伤等因素，导致肺失宣肃，肺气上逆，冲击气道，发出咳声或伴咯痰为临床表现的一种病症。历代将有声无痰称为咳，有痰无声称为嗽，有痰有声谓之咳嗽。临床上多为痰声并见，很难截然分开，故以咳嗽并称。

肺气不清，失于宣肃，上逆作声而引起咳嗽为本病症的主要症状。由于感邪的性质、影响的脏腑、痰的寒热、火的虚实等方面的差别，咳嗽有不同的临床表现。咳嗽的病程，有急性咳嗽和慢性咳嗽。咳嗽的时间，有白日咳嗽甚于夜间者，有早晨、睡前咳嗽较甚者，有午后、黄昏、夜间咳嗽较甚者。咳嗽的节律，有时作咳嗽者，有时时咳嗽者，有咳逆阵作、连声不断者。咳嗽的性质，有干性咳嗽、湿性咳嗽。咳嗽的声音，有咳声洪亮有力者，有咳声低怯者，有咳声重浊者，有咳声嘶哑者。咳痰的色、质、量、味等也有不同的临床表现，痰色有白色、黄色、灰色甚至铁锈色、粉红色等，痰的质地有稀薄、黏稠等。有痰量少甚至干咳者，有痰量多者。痰有无明显气味者，也有痰带腥臭者。

妙方一　桑菊饮

组成：桑叶7.5克，菊花3克，杏仁6克，连翘5克，薄荷2.5克，桔梗6克，甘草2.5克，芦根6克。

用法：水煎服，煎煮时间不宜长。煎液滤后，亦可作洗眼用。

功效：疏风清热。用于感受风热之邪，肺失清肃所致的咳嗽。方中桑叶、菊花、薄荷疏风清热；桔梗、杏仁宣降肺气，止咳化痰；连翘、芦根清热生津。

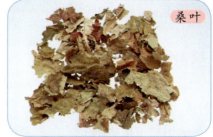

桑叶

咳 嗽

妙方二 桑杏汤

组成：桑叶、贝母、豆豉、栀子、梨皮各3克，杏仁4.5克，沙参6克。

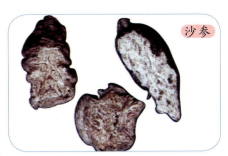
沙参

用法：水煎服。

功效：清宣温燥，润肺止咳。用于外感燥邪、风邪，导致肺失宣肃，肺气上逆，冲击气道，发出咳声，喉痒干咳。方中桑叶、豆豉疏风解表，清宣肺热；杏仁、贝母化痰止咳；沙参、梨皮、栀子清热润燥生津。

妙方三 清金化痰汤

组成：黄芩、栀子各4.5克，桔梗6克，麦冬（去心）、贝母、橘红、茯苓各9克，桑白皮、知母、瓜蒌仁（炒）各3克，甘草1.2克。

用法：水煎，饭后服。

功效：清热肃肺，化痰止咳。用于饮食不节，过食生冷、肥甘，或因嗜酒伤中，或外感风热邪气引起的咳嗽。方中用黄芩、知母、栀子、桑白皮清泄肺热，茯苓、贝母、瓜蒌、桔梗、陈皮、甘草化痰止咳，麦冬养阴润肺以止咳。

妙方四 沙参麦冬汤

组成：沙参、麦冬9克，玉竹6克，生甘草3克，冬桑叶、生扁豆、天花粉各4.5克。

用法：用水1升，煮取400毫升，日服2次。

功效：滋阴润肺，化痰止咳。用于禀赋不足，或酒色劳倦，或病后失调，或营养不良引起的咳嗽。方中用沙参、麦冬、玉竹、天花粉滋阴润肺以止咳；桑叶轻清宣透，以散燥热；甘草、扁豆补土生金。

妙方五 华盖散

组成：麻黄、紫苏子、桑白皮、陈皮、杏仁、赤茯苓各30克，炙甘草15克。

用法：上药共研为粗末。每服6克，水煎服。或改用饮片做汤剂水煎服，各药用量按常规剂量酌定。

功效：宣肺化痰，止咳平喘。

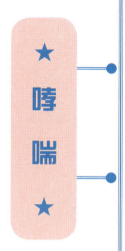

哮喘

哮喘，是一种常见的过敏性疾病。本病由于支气管痉挛、支气管黏膜水肿、分泌物增多而引起通气阻塞，临床表现为发作性伴有哮鸣音的呼气性呼吸困难，咳嗽和咯痰。长期反复发作常并发慢性支气管炎和肺气肿。

"哮即痰喘之久而常发者，因内有壅塞之气，外有非时之感，肺有胶固之痰，三者相合，闭拒气道，搏击有声，发为哮病。"中医认为病理因素以痰为主，"伏痰"遇感引触，痰随气升，气因痰阻，相互搏结，壅塞气道，肺管狭窄，引发本病。中医药对本病积累了丰富的治疗经验，方法多样，疗效显著，它不仅可以缓解发作时的症状，而且通过扶正治疗，达到祛除病根，控制复发的目的。

妙方一 定喘汤

组成：厚朴、半夏、桔梗、前胡、甘草各6克，杏仁、紫苏各12克，陈皮、茯苓、枳壳各9克，生姜3片，蜂蜜适量。

用法：上药研成粉末，以蜂蜜调食。每日3次，每次1匙，饭前服。

功效：行气消积，降逆平喘。适用于实证哮喘。

妙方二 灵芝汤

组成：灵芝、紫苏叶各10克，半夏8克，厚朴5克，茯苓、冰糖各15克。

用法：水煎，取药汁。每日1剂，分2～3次服用。

功效：清热，祛湿，平喘。适用于过敏性哮喘。

妙方三 止咳定喘汤

组成：射干、麻黄、半夏、紫菀、生姜各9克，细辛3克。

用法：水煎，取药汁。每日1剂，分2次服。

功效：散寒平喘。适用于哮喘之喉间哮鸣音重，但咳嗽痰不甚多而痰出不爽的。

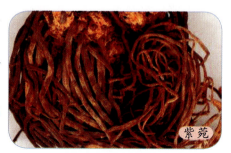

紫菀

妙方四　五虎汤

组成：麻黄2.1克，甘草1.2克，细茶（炒）2.4克，杏仁（去皮、心）3克，白石膏4.5克。

用法：水煎，取药汁。1次服用。

功效：除热消痰，止咳定喘。适用于痰热哮喘。

妙方五　消喘膏

组成：白芥子、延胡索各21克，细辛15克，甘遂12克。

用法：上药研成细末，用姜汁调成糊状，备用。将药膏少许敷于肺俞、定喘、膻中、尺泽、足三里这几个穴位上，胶布固定，持续敷30～60分钟，擦掉药膏。每10日治疗1次。

功效：定喘止咳。适用于哮喘。

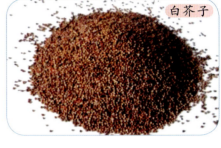

白芥子

妙方六　加减紫金丹

组成：白茯苓、苍术（米泔浸，炒）各60克，当归、陈皮、熟地黄、白芍（炒）各120克，肉苁蓉（酒洗，去鳞甲）30克，丁香3克，红花15克，血竭、乳香（去油）、没药（去油）各9克。

用法：上药共研为细末，炼蜜为丸，如弹子大小，用黄酒送服。

功效：健脾养血，化痰消瘀。适用于实证哮喘。

妙方七　哮喘宁

组成：炙麻黄、杏仁、半夏、炒苏子、莱菔子各10克，化橘红12克，茯苓15克，白芥子、茶叶、诃子各6克，甘草5克。

用法：水煎，取药汁。每日1剂，日服2次。病情较重者可每日服1.5剂，日服3次。

功效：宣肺降逆，定喘止咳。适用于肺脾两虚所致哮喘。

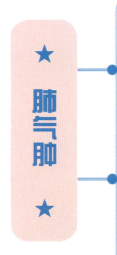

肺气肿

肺气肿是由于多种原因导致终末细支气管管腔狭窄，造成肺泡内积聚大量气体，肺泡明显膨胀的疾病，肺组织部分失去呼吸功能。中医属于"喘""痰饮"等范畴，因机体正气不足，邪气侵袭而发。临床表现多在慢性咳嗽、咯痰基础上加重，出现呼吸困难、低氧血症，甚至不能平卧，只能端坐呼吸。查体可见呼吸运动减弱，桶状胸，触诊语颤减弱或消失；肺部叩诊清音，肺下界及肝浊音界下移，心浊音界不能叩出或缩小，心音遥远，呼气延长，呼吸音减弱等。

中医治疗则根据患者的体质情况、病情的轻重缓急，或采用扶正祛邪，或以扶正为主，祛邪为辅，或以祛邪为主，扶正为辅，总的原则是急则治其标，缓则治其本。

妙方一 沙参汤

组成：沙参12克，麦冬、玉竹、五味子、贝母、杏仁（后下）各9克。

用法：水煎，取药汁。每日1剂，分2次服用。

功效：补气生津。适用于津气两伤所致的肺气肿。

妙方二 桑白皮汤

组成：桑白皮6克，麻黄、桂枝、细辛、干姜各4.5克，杏仁（后下，去皮）14克。

用法：水煎，取药汁。口服，每日1剂。

功效：定喘止咳。适用于肺气肿。

妙方三 苏子汤

组成：紫苏子、莱菔子各10克，山药60克，白芥子9克，人参30克。

用法：水煎，取药汁。每日1剂，分2次服用。

功效：降气化痰，扶正祛邪。适用于肺气肿。

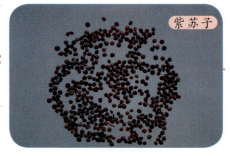

妙方四　熟地汤

组成：熟地黄、山茱萸、五味子、补骨脂、胡桃肉各9克，肉桂（后下）2.5克。

用法：水煎，取药汁。每日1剂，分2次服用。

功效：补肾纳气。适用于肾衰所致的肺气肿。

妙方五　紫苏汤

组成：紫苏12克，甘草6克，百部8克，白前10克。

用法：水煎，取药汁。每日1剂，分早、晚服用。

功效：理气和中，宣肺止咳。适用于肺气肿。

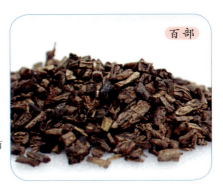

百部

妙方六　黑苏子陈皮汤

组成：黑苏子、半夏、陈皮、厚朴、当归、前胡、杏仁（后下）各9克，沉香末（冲）、肉桂（后下）各2.5克。

用法：水煎，取药汁。每日1剂，分2次服用。

功效：除痰降气。适用于肺气肿。

妙方七　燕窝蒸雪梨

组成：燕窝5克，雪梨1只，冰糖适量。

用法：燕窝温水润发，去杂；雪梨去皮，从顶部开一个小孔，挖出梨核，填入燕窝，放于大碗中，放入冰糖，加清水300毫升，加盖隔水蒸至梨酥烂。趁热服食，一日2次。

功效：补虚定喘。适用于肺气肿、哮喘及老年慢性支气管炎。

妙方八　竹林霄鸡

组成：竹林霄（百尾笋）、白鲜皮、鹿衔草各30克，鸡1只，葱段、姜片、料酒、盐各适量。

用法：鸡去杂，洗净，与其他三味药材共置炖盅中，入调味料，加水共炖，炖至鸡肉熟烂为度。食鸡肉，饮汤。

功效：清肺止咳，润肺补虚。适用于肺气肿。

肺结核

肺结核，民间俗称"痨病"，是指由结核杆菌引起的慢性传染病。中医称之为"肺痨"，认为是由于"痨虫"侵入人体，机体正气不足引起的疾病。其主要传染源是排菌的肺结核病人，主要传播途径是呼吸道传播，如带菌尘埃或飞沫的吸入；其次为消化道传染，与病人共食、共享碗筷等。其发病缓慢，一般表现为低热、午后发热、盗汗、乏力、体重减轻、咳嗽咯痰，或咯血、胸部隐痛等，痰中可找到结核杆菌，胸部X线检查有病变。

中医治疗本病以扶正固本、抗结核杀虫为原则。

妙方一　沙参二冬汤

组成：北沙参、天冬、麦冬、石斛、天花粉、玉竹、黄芩、生石膏、酒炒大黄、茜草、侧柏叶、血余炭各9克，藕节15克，大蓟炭、小蓟炭各12克。

用法：水煎，取药汁。每日1剂，分2次服用。

功效：养阴，清热，止血。适用于肺结核咯血。

妙方二　活化汤

组成：郁金30克，丹参60克，鸡血藤45克，红花、桃仁、赤芍、海藻、夏枯草各15克。

用法：水煎，取药汁。每日1剂，分2次服用。

功效：活血，行血，止血。适用于浸润型肺结核。

妙方三　龟甲膏

组成：龟甲50克，蜂蜜100克。

用法：将龟甲置小火上烧焦存性，研末；蜂蜜入锅，加热煮沸，倒入龟甲末，搅拌均匀，熬成膏状，装瓶备用。日服2次，开水冲服，1周内服完，连服2个月为1个疗程。

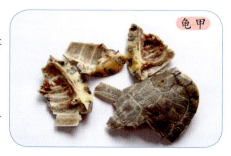

龟甲

肺结核

功效：滋阴清火，止血止咳，抗痨。适用于小儿肺结核咳嗽、咳血、盗汗、自汗，对骨结核、淋巴结核亦有疗效。

妙方四 黄蛤丸

组成：黄连 19 克，蛤蚧 13 克，白及 40 克，百部 10 克，枯矾 8 克。

用法：上药共研细末，水泛为丸，阴干后备用。每次 10 克，每日 3 次，温开水送服，儿童酌减。

功效：燥湿，化痰，杀虫。适用于浸润型肺结核，对干酪样病灶不多而有薄壁空洞的肺结核也有疗效。

妙方五 百合蜜

组成：干百合 120 克，蜂蜜 150 克。

用法：将干百合洗净，干后碾成粉，与蜂蜜一同放入大碗中拌匀，上蒸笼隔水蒸 1 小时，取出晾至微温，装瓶即成。小儿日服 3 次，每服 10 克，温开水送服。

功效：滋补润肺，清燥止咳，养心安神。适用于小儿阴虚肺痨久咳、吐脓痰，对大便干结、神经衰弱、慢性支气管炎等症也有疗效。

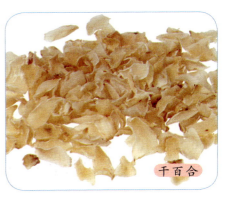

干百合

妙方六 白及枇杷汤

组成：白及 12 克，枇杷叶、炒蛤蚧、阿胶（烊化）、大黄炭各 10 克，生地黄、白茅根、百部各 15 克，藕节炭 30 克，三七（冲）6 克。

用法：水煎，取药汁。每日 1 剂，分 2 次服用。

功效：清热，凉血，止血。适用于肺结核咯血。

妙方七 丹参川芎汤

组成：丹参、川芎、葛根、黄芪、五味子、桔梗、羌活各 15 克。

用法：水煎，取药汁。每日 1 剂，分 2 次服用。

功效：宣肺止咳。适用于肺结核咳嗽。

急性气管炎、支气管炎

急性气管炎、支气管炎是由于病毒、细菌感染,物理、化学刺激或过敏反应引起的气管或支气管黏膜的广泛急性炎症。临床上,常常表现为上呼吸道感染症状,如鼻塞、流涕、咽痛、声嘶,并有咽痒、咳嗽,病变一般自限,全身症状轻微,可在4～5天内消退,咳嗽有时可延长数周。治疗时宜宣肺止咳,化痰平喘,理气通络,清热化瘀。

妙方一　止咳平喘汤

组成:炙麻黄、陈皮、桔梗、甘草各6克,杏仁、紫菀、百部、款冬花、白前各12克,板蓝根15克,生石膏30克。

用法:水煎,取药汁。每日1剂,分2次服用,3日为1个疗程。

功效:宣肺化痰,止咳平喘,行气宽胸。适用于急性支气管炎。

妙方二　宣肺止咳汤

组成:杏仁12克,前胡、荆芥、陈皮、紫菀、百部、桔梗各10克,蝉蜕、甘草各6克。

用法:水煎,取药汁。每日1剂,分2次服用。

功效:宣肺散邪,化痰止咳。适用于急性支气管炎,属肺气不宣、痰邪内壅者。

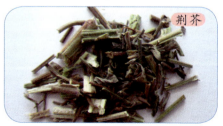
荆芥

妙方三　化痰平喘汤

组成:黄芩、全蝎、川贝母、地龙、白术各7克,胆南星、甘草各5克。

用法:水煎,取药汁。每日1剂,分3次服用。

功效:化痰平喘。适用于毛细支气管炎。

妙方四　薤白桂皮汤

组成：桂枝1～2克，薤白、川芎、桔梗、炒枳壳各2～3克，炒白芍、车前草各3～5克，秦皮1～3克，甘草2克。

用法：水煎，取药汁。每日1剂，分2次服用。

功效：平喘化痰，祛毒止痢。适用于毛细支气管炎合并肠炎。

妙方五　健脾通络平喘汤

组成：子芩、全蝎、川贝母、地龙、白术各7克，胆南星、甘草各5克，山药、茯苓各13克。

用法：水煎，取药汁。每日1剂，分2次服用。

功效：健脾通络，化痰平喘。适用于急性毛细支气管炎。

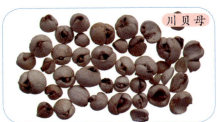
川贝母

妙方六　清肺平喘活血汤

组成：麻黄、杏仁各4～6克，黄芩、射干、川芎、连翘、薤白各5～9克，丹参6～10克，甘草2～3克。

用法：上药加水煎2次，共取汁50毫升。每日1剂，分2次服用。

功效：清肺解毒，理气活血，化痰平喘。适用于毛细支气管炎。

妙方七　平喘定哮汤

组成：射干、紫菀、炙麻黄、半夏各15克，款冬花10克，桔梗、枳壳、甘草各9克。

用法：水煎，取药汁。每日1剂，分2次服用。

功效：清热化痰，宣肺平喘，定哮。适用于喘息性支气管炎、慢性支气管炎。

妙方八　三叶双花汤

组成：紫苏叶、三叶青、金银花、菊花、桑叶、桔梗各6克，生甘草3克。

用法：上药加水煎，沸煎10分钟，取药汁100毫升。每日1剂，分4～6次频服，7日为1个疗程。

功效：疏风清热，宣肺化痰。适用于小儿急性支气管炎。

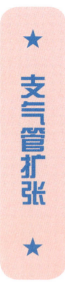

支气管扩张

支气管扩张，简称支扩，是常见的慢性呼吸系统疾病，由于支气管及其周围组织慢性炎症，破坏管壁，导致支气管管腔扩张和变形。临床主要表现为慢性咳嗽、咳脓痰和反复咯血。男性较女性多见。多起病于儿童及青年，老年支扩患者病程多较长，应积极防治。

中医认为，"脾为生痰之源，肺为贮痰之器"，本病的主要病变是肺有痰浊，痰浊郁积化热，形成痰热，壅阻于肺而反复发作，热伤血络则引起咯血。

妙方一　三七蒲黄散

组成：三七、蒲黄炭、款冬花、甜杏仁、川贝母、阿胶（烊）、橘络、党参各15克，海蛤粉、百合、南天竺、生白术、牡蛎各30克，糯米60克，白及120克。

用法：上药共研细末，制成散剂。每日15克，分2次服用。

功效：润肺止咳，化痰止血。适用于支气管扩张。

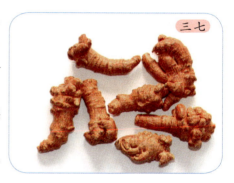

三七

妙方二　鹿衔草黄芩汤

组成：鹿衔草、黄芩、侧柏叶各18克，鱼腥草、败酱草、开金锁、白茅根各30克，连翘、七叶一枝花、炒藕节、枳实、枳壳、生大黄各9克，桔梗6克。

用法：水煎，取药汁。每日1剂，分2次服用。

功效：清肺通腑。适用于支气管扩张属肺热壅盛、胃肠热结、热伤肺络者。

妙方三　平肝泻肺汤

组成：柴胡、黄芩、白芍、龙胆草、芦根、青黛（包煎）、蛤蚧粉、桑白皮、浙贝母、胆南星、茜草、白及各10克，鱼腥草、白茅根各30克。

用法：水煎，取药汁。每日1剂，分2次服用，10日为1个疗程。

功效：平肝泻肺，化痰止咳。适用于支气管扩张。

妙方四　加减沙参麦冬汤

组成：北沙参、茜草各20克，麦冬、生地黄各15克，牡丹皮、百合各10克，大蓟、小蓟、白茅根、仙鹤草、旱莲草各30克。

用法：水煎，取药汁。每日1剂，分早、晚2次服用。

功效：滋阴润肺，凉血止血，适用于阴虚火旺型支气管扩张咯血。

妙方五　加味补络补管汤

组成：生龙骨、生牡蛎、鱼腥草各30克，三七粉（冲服）3克，生赭石15克，乌梅、知母各15克。

用法：水煎，取药汁。每日1剂。咯血100克以下者分3次服用，咯血100克以上者分4次服用。

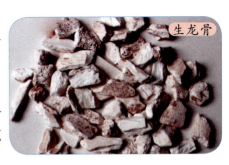
生龙骨

功效：活血止血，祛瘀通络。适用于支气管扩张咯血。

妙方六　黄芪三石汤

组成：生黄芪18克，生石膏24克，石斛、代赭石各30克，玄参、生地黄各15克，阿胶珠10克。

用法：水煎，取药汁。每日1剂，分2次服用。

功效：益气养阴，清热养血。适用于支气管扩张咯血。

妙方七　温阳宣肺汤

组成：桂枝5克，白芍、半夏各8克，细辛、黄芩、甘草各3克，干姜、杏仁、前胡、五味子、旋覆花（包煎）各10克，茯苓、仙鹤草各15克。

用法：水煎，取药汁。每日1剂，分2次服用。

功效：温阳蠲饮，宣肺止血。适用于支气管扩张咯血。

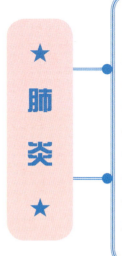

肺炎

肺炎是一种常见的呼吸系统疾病，主要指细菌感染引起的原发性肺炎，致病菌为肺炎双球菌、金黄色葡萄球菌等。病前常有受冷、过度劳累、上呼吸道感染、醉酒等诱因。中医属于"咳嗽""气喘"范畴，认为由于风寒、风热犯肺，肺失宣降，或由于脏腑亏虚，脾虚聚湿生痰，肺虚、肾虚导致肺气不敛、肾不纳气等所致。临床症状常见突发寒战、发热胸痛、咳嗽、咯铁锈色痰。体温很快升高至39℃～40℃，持续不退，约5～10天体温骤降或渐渐下降，伴头身疼痛。病重者可出现神志模糊、烦躁不安、嗜睡、谵妄等。治疗时宜宣肺定喘，清热化痰。

妙方一 银黛汤

组成：青黛3克，银杏4～6克，木瓜、草豆蔻、百合、乌梅各6～9克。

用法：水煎，取药汁。每日1剂，分2次服用。3～5日为1个疗程。一般1～2个疗程可治愈。

功效：宣肺降逆，健脾和胃，清热养阴。适用于支气管肺炎。

妙方二 葶苈大枣泻肺汤

组成：葶苈子（熬令黄色，捣丸如弹子大）9克，大枣4枚。

用法：水煎服。

功效：泻肺行水，下气平喘。适用于痰热壅肺型肺炎。症见发热烦渴，汗出，咳嗽气粗，或伴喘促，或痰黄带血，胸闷胸痛，口渴，舌红苔黄，脉洪数或滑数。

加减：痰重者加猴枣散豁痰，热甚腑实加生大黄、玄明粉通腑泄热，痰多加天竺黄、制胆南星化痰，唇紫加丹参、当归、赤芍活血化瘀。

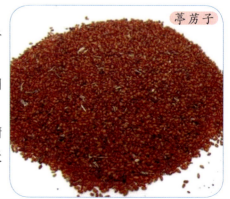

葶苈子

妙方三　清肺活络汤

组成：桑白皮、瓜蒌皮、黄芩各 12 克，川贝母、桔梗、当归、川芎各 10 克，丹参、连翘、炒延胡索、蒲公英、鱼腥草各 20 克。

用法：上药水煎，共取汁 400 毫升。每日 1 剂，分 2 次服用，10 日为 1 个疗程，需连续服用 3 个疗程。

功效：清肺化痰，活血通络，调气止痛。适用于间质性肺炎。

妙方四　板桃止嗽散

组成：桔梗、紫菀、白前、陈皮各 9 克，荆芥 6 克，百部 12 克，板蓝根、桃仁各 10 克，甘草 3 克。

用法：水煎，取药汁。每日 1 剂，分 2 次服用，6 剂为 1 个疗程。

功效：宣肺解表，化痰止咳。适用于间质性肺炎。

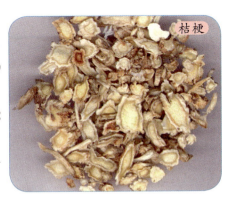

桔梗

妙方五　肺炎清解汤

组成：芦根 50 克，薏苡仁 25 克，冬瓜仁 24 克，黄精 12 克，川贝母、桑白皮各 10 克。

用法：水煎，取药汁。每日 1 剂，分 2 次服用。

功效：润肺止咳。适用于各种类型的肺炎。

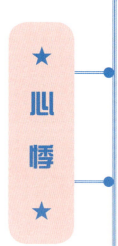

心悸是指患者自觉心中悸动，心跳快而强，心前区出现不适的病症。心悸发病过程中，多伴有失眠、健忘、眩晕、耳鸣等症。为什么会发生心悸呢？研究发现，它与多种病症有关，最常见的就是心血管疾病，如心肌炎、心包炎、心律失常及高血压等都能引起心悸。此外，贫血、低血糖、高热、甲状腺功能亢进、肺部炎症、肠梗阻等疾病，也能引起心悸；神经系统出现问题，如神经衰弱症、自主神经功能紊乱等，也会出现心悸的症状；而服食氨茶碱、阿托品等药物后，往往会出现心悸。

心悸属中医中"惊悸"和"怔忡"的范畴。中医认为心悸虚为本，实为标，人患此病多与体质虚弱、情志不调、劳倦、汗出受邪等有关。

妙方一　安神定志丸

组成：远志6克，石菖蒲5克，茯神、茯苓各15克，朱砂（冲服）2克，龙齿（先煎）25克，党参9克。

用法：每服6克，开水送下。

功效：镇惊定志，养心安神。适用于心虚胆怯型心悸。症见心悸不宁，善惊易恐，坐卧不安，少寐多梦而易惊醒，食少纳呆，恶闻声响，苔薄白，脉细略数或细弦。

妙方二　加味生脉饮

组成：党参、五味子、麦冬、枸杞子、钩藤、牡蛎、白芍、当归、龙骨、甘草各适量。

用法：水煎，取药汁。每日1剂。

功效：益气生血，补肝益肾，镇痉安神，收敛心气。适用于气血两亏之心悸。

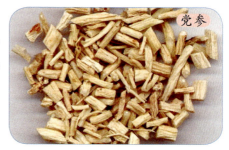

妙方三　木耳参糖煎

组成：白木耳9克，太子参15克，冰糖适量。

用法：水煎饮用。先将白木耳、太子参用水煎，熟时加冰糖调味，即成。口服，每日1剂。

功效：滋阴补肾。适用于气阴不足所致的心悸。

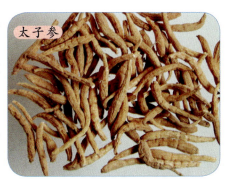
太子参

妙方四　莲子龙眼百合汤

组成：莲子肉、五味子各9克，百合12克，龙眼肉15克。

用法：上味煎取药汁。口服，每日1剂。

功效：清心安神。适用于心虚所致的心悸。

妙方五　五味子酒

组成：五味子50克，优质白酒500毫升。

用法：五味子洗净，泡入白酒中，封紧瓶口，每日摇晃1次，15日即可饮用。饭后喝药酒，每次饮3毫升，每日3次。

功效：补肾强心。适用于神经症引起的失眠、头晕、心悸、健忘、乏力、烦躁等。

妙方六　景天三七炖猪心

组成：景天三七60～90克，猪心1个。

用法：上二味同置砂锅内，加清水适量，炖至猪心熟透即成。每日1剂，分2次服食完，连服10～30天。

功效：化瘀，补心，安神。适用于心悸、失眠、烦躁惊狂等。

冠心病

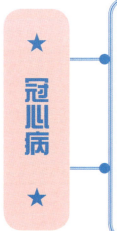

冠状动脉粥样硬化性心脏病系指冠状动脉固定性（动脉粥样硬化）和（或）动力性（血管痉挛）病变使冠状动脉狭窄或阻塞，引起心肌缺血、缺氧或坏死的心脏病，简称冠心病，亦称缺血性心脏病。

冠心病属于中医"胸痹""心痛""真心痛""心悸""厥脱"等疾病的范畴。中医药治疗效果显著，无论从急救还是病后调摄，有西医不可替代的明显优势。中医辨证分型为气虚血瘀、气滞血瘀、寒凝心脉、痰浊闭阻、气阴两虚等多种证型。

妙方一 银杏叶汤

组成：银杏叶 6 克。

用法：用上药加水 300 毫升，煎至 150 毫升。顿服。

功效：活血养心。适用于冠心病，症见胸部刺痛，固定不移，入夜更甚，或心悸，舌质紫暗，脉沉涩。

妙方二 益气活血祛风通络方

组成：黄芪、葛根、丹参、炒枣仁各 30 克，前胡 12 克，细辛 3 克，羌活 6 克。

用法：水煎，取药汁。每日 1 剂，分 2 次服用。

功效：益气活血，祛风通络。适用于冠心病。

妙方三 补心通络汤

组成：潞党参、制黄精各 15 克，炙黄芪、紫丹参、炒枣仁各 20 克，全当归、瓜蒌皮各 12 克，山茱萸、新降香、郁金、水蛭、石菖蒲各 10 克。

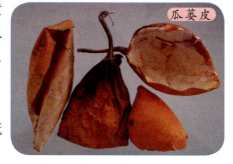

瓜蒌皮

用法：水煎服，每日 1 剂，分 2 次服。

功效：益气养心，化痰通络。治疗冠心病心绞痛（心气不足、痰瘀阻络证）。症见心慌、胸闷或胸前区疼痛反复发作，呈紧缩或压榨感，多与情绪及活动有关。

伴倦怠、乏力、气短，脉细弦或沉细，苔薄白，舌质偏暗或有瘀点、瘀斑。

妙方四　冠心通

组成：葛根、川芎各500克，黄芪300克，红花200克，全蝎、乳香、冰片各50克，地龙、水蛭各100克。

用法：先将后5味药研成细末（冰片、乳香单研另放），再将前4味药水煎取汁浓缩至150毫升，拌入由全蝎、地龙、水蛭组成的药末中，混匀，烘干研末，再加入冰片、乳香细末混匀，分装90包即可。每日3次，每日1包，舌下含服。

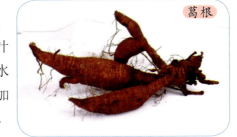
葛根

功效：行气活血，通脉宣痹。适用于气滞血瘀型冠心病。

妙方五　补肾化瘀汤

组成：黄芪30克，淫羊藿、桂枝、太子参、麦冬、丹参、赤芍、川芎各15克，五味子、红花、当归各10克。

用法：水煎，取药汁。每日1剂，分2次服用。

功效：益气养阴，温肾活血。适用于冠心病。

妙方六　补心汤

组成：紫丹参、炒枣仁、天冬、桃仁、广郁金、枸杞子、生地黄、当归、茯苓、远志各10克，降香、桔梗各6克。

用法：水煎，取药汁。每日1剂，分2次服用，连续服用3个月为1个疗程。

功效：滋阴养血，养心安神。适用于冠心病，心绞痛之心阴亏损证。

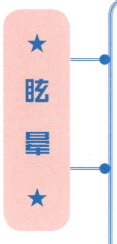

★ 眩晕 ★

眩晕是由于情志失调、饮食内伤、体虚久病、失血劳倦及外伤、手术等病因，引起风、火、痰、瘀上扰清窍或精亏血少，清窍失养为基本病机，以头晕、眼花为主要临床表现的一类病症。眩即眼花，晕是头晕，两者常同时并见，故统称为"眩晕"，其轻者闭目可止，重者如坐车船，旋转不定，不能站立，或伴有恶心、呕吐、汗出、面色苍白等症状。

由于眩晕在病理表现为虚证与实证的相互转化，或虚实夹杂，故一般急者多偏实，可选用平肝潜阳、清火化痰、活血化瘀等法以治其标为主；缓者多偏虚，当用补养气血、益肾、养肝、健脾等法以治其本为主。

妙方一 天麻钩藤饮

组成：天麻、栀子、黄芩、杜仲、益母草、桑寄生、夜交藤、朱茯神各9克，钩藤、川牛膝12克，生决明18克。

用法：水煎，分2～3次服。

功效：平肝熄风，清热活血，补益肝肾。适用于肝阳上亢型眩晕。症见眩晕耳鸣，头痛且胀，遇劳、恼怒加重，肢麻震颤，失眠多梦，急躁易怒，舌红苔黄，脉弦。

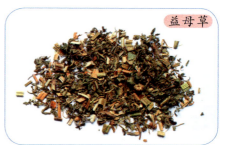

益母草

妙方二 龙胆泻肝汤

组成：龙胆草、木通、柴胡、生甘草各6克，黄芩、栀子、车前子、生地黄各9克，泽泻12克，当归3克。

用法：水煎服，或制成丸剂，名龙胆泻肝丸，每服6～9克，温开水送下，每日2次。

功效：清肝胆实火，泻下焦湿热。适用于肝阳上亢型眩晕。症见头晕且痛，其势较剧，目赤口苦，胸胁胀痛，烦躁易怒，寐少多梦，小便黄，大便干结，舌红苔黄，脉弦数。

妙方三　半夏白术天麻汤

组成：半夏9克，白术18克，天麻、茯苓、橘红各6克，甘草3克。

用法：加生姜1片，大枣2枚，水煎服。

功效：燥湿化痰，平肝熄风，适用于痰浊上蒙型眩晕。症见眩晕，头重如蒙，视物旋转，胸闷作恶，呕吐痰涎，食少多寐，苔白腻，脉弦滑。

妙方四　通窍活血汤

组成：桃仁、红花各9克，红枣5克，赤芍、川芎各3克，老葱6克，麝香0.15克，黄酒250毫升，鲜姜9克。

用法：水煎，去渣，麝香研末冲服。

功效：活血通窍。适用于血瘀脑络型眩晕。症见眩晕头痛，兼见健忘，失眠，心悸，精神不振，耳鸣耳聋，面唇紫暗，舌有瘀点或瘀斑，脉弦涩或细涩。

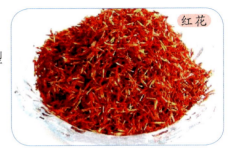
红花

妙方五　定眩汤

组成：党参、生龙骨、白芍、生牡蛎、白术各30克，陈皮、半夏各6克，川芎、柴胡各9克，泽泻、荷叶各15克，赭石粉18克，当归、茯苓各24克。

用法：水煎，取药汁。每日1剂，分次服用。

功效：健脾祛痰，补气养血，升清降浊。适用于耳源性眩晕。

妙方六　葛根黄芩汤

组成：葛根、黄芩、白蒺藜、白薇、桑寄生、茺蔚子、牛膝、泽泻、川芎、野菊花、钩藤（后下）各12克，磁石（先煎）30克。

用法：水煎，取药汁。每日1剂。

功效：滋阴潜阳，平肝熄风。适用于虚阳亢型眩晕。

妙方七　菊花散

组成：菊花、牛蒡子、独活、羌活各6克，炙甘草1.5克，旋覆花3克，生姜3片。

用法：上药加水500毫升，煎至200毫升即成。每日1剂，分次服用。

功效：清热解毒，除风通痹。适用于眩晕，面目浮肿。

贫血

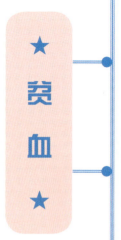

贫血是一种红细胞数量减少和血红蛋白浓度降低的疾病，多由于偏食和消化功能降低，影响铁的吸收，从而引起缺铁性贫血。中医属于"虚劳"范畴，与脏腑亏虚有关。病因主要有消化道寄生虫病、消化道肿瘤、痔疮、月经过多及老年人胃酸过少、吸收不良等。临床主要表现为无力、头晕、耳鸣、记忆力减退、心悸、气短、胸闷、心前区不适等，严重者可引起低烧、心力衰竭等。治疗时宜补肾健脾、益气养血为原则。

妙方一 健脾补血汤

组成：太子参（或党参）、当归、白芍、枸杞子、女贞子各20克，白术、鸡内金、陈皮各15克，云茯苓、生山药各30克，皂矾2克，炙甘草6克，大枣7枚。

用法：水煎，取药汁。每日1剂，分2次服用。

功效：健脾生血，和胃消积。适用于脾气虚弱型缺铁性贫血。

妙方二 黄芪乌梅汤

组成：黄芪15克，乌梅10克，甘草、五味子各6克，党参、当归各9克，制何首乌、陈皮各12克。

用法：水煎，取药汁。每日1剂，分2次服用。

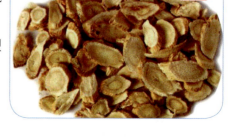

黄芪

功效：健脾养血。适用于气血两虚型缺铁性贫血，症见面色苍白，头晕乏力，心悸耳鸣，胃纳不佳，舌质淡红、苔薄，脉虚或虚大。

妙方三　健脾造血汤

组成：党参、焦山楂、焦神曲、焦麦芽、淫羊藿各15克，白术、茯苓、熟地黄各9克，丹参18克，甘草6克。

用法：水煎，取药汁。每日1剂，分3次饭前服。

功效：健脾补血。适用于脾气虚弱型缺铁性贫血。

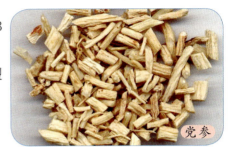

党参

妙方四　健脾补血方

组成：黄芪、黄精各15克，当归、白芍各10克，熟地黄30克。

用法：水煎，取药汁。每日1剂，分3次服用。

功效：健脾养胃，益气养血。适用于小儿脾气虚弱型缺铁性贫血，症见面色㿠白或苍白，纳少，身倦，易感冒等。

妙方五　黄芪归脾汤

组成：黄芪30克，当归25克，党参、白术、茯苓各15克，远志、阿胶（烊）、益母草各10克，甘草6克。

用法：水煎，取药汁。每日1剂，分2次服用。

功效：益气健脾，补血养心。适用于气血两亏型缺铁性贫血。

妙方六　健脾益气方

组成：生黄芪、党参各15克，白术12克，陈皮9克。

用法：水煎，取药汁，加糖浓缩成约15克。每次服用5克，每日3次。

功效：健脾益气。适用于小儿脾胃虚弱型缺铁性贫血。

妙方七　补脾化瘀方

组成：黄芪、鸡血藤各30克，党参、白术、当归、熟地黄、女贞子、何首乌、补骨脂、菟丝子、鹿角胶（烊）、丹参各10克，三七粉（冲）、陈皮、甘草各6克。

用法：水煎，取药汁。每日1剂，分2次服用。

功效：健脾补肾，祛瘀生新。适用于脾肾两亏、瘀血内阻型再生障碍性贫血。

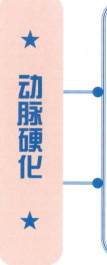

动脉硬化

动脉硬化是动脉的一种非炎症性血管病变。本病往往随着年龄的增长而出现,通常是在青少年时期发生,至中老年时期加重、发病,在血管病变过程中,动脉管内壁开始增厚、变硬,失去弹性,管腔变狭小。

人体有三处最危险的动脉硬化区,即心脏动脉硬化、脑动脉硬化和颈动脉硬化。心脏动脉硬化诱发心肌梗死,脑动脉硬化可诱发脑出血,颈动脉硬化则会造成脑组织缺血、缺氧,使人头晕目眩,思维能力下降,时间长了会导致脑萎缩、偏瘫、失明等。

妙方一　泽泻白术汤

组成:泽泻30克,白术、天麻、半夏、牛膝、牡丹皮、杏仁(后下)各12克,决明子20克,沙苑子、刺蒺藜、桑寄生各18克,胆南星6克,钩藤(后下)25克,全蝎5克。

用法:水煎,取药汁。口服,每日1剂。

功效:平肝潜阳,化痰通络,降脂。适用于脑动脉硬化,兼治眩晕、耳鸣、记忆力减退等。

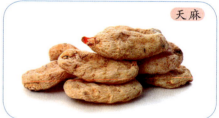

天麻

妙方二　槐花山楂合液

组成:槐花、木贼、丹参、山楂各25克,赤芍、牛膝、虎杖、何首乌、黄精、川芎、徐长卿(后下)各15克。

用法:上药加水煎2次。首煎加水煮20分钟,滤出药液;再加水煎20分钟,去渣取药汁。混合两煎所得药汁。每日1剂,分服。

功效:清热泻火,祛脂防毒。适用于动脉硬化。

妙方三　山楂龙眼合液

组成:山茱萸肉、山楂肉、龙眼肉各20克,石决明、决明子、菊花、何首乌各15克,生地黄、金银花、蒲公英、赤芍、甘草各10克。

用法：上药加水煎2次。首煎加水煮20分钟，滤出药液；再加水煎20分钟，去渣取药汁。混合两煎所得药汁。每日1剂，分服。

功效：消脂化瘀。适用于脑动脉硬化，兼治失眠、多梦。

妙方四　人参汤

组成：人参5克。

用法：将人参切成薄片，备用。用开水冲泡人参片，每日1剂。

功效：养血生津，补气固脱。适用于动脉硬化、健忘、失眠等。

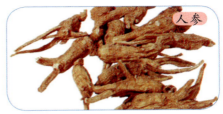

妙方五　玉竹汤

组成：玉竹12克，白糖20克。

用法：玉竹、白糖放入锅中，加水煮熟，备用。饮汤食药，每日1剂。

功效：滋阴润肺，养胃生津。适用于动脉硬化。

妙方六　桃仁汤

组成：桃仁20克。

用法：水煎桃仁。饮汁，食桃仁，每日1剂。

功效：活血化瘀。适用于动脉硬化。

妙方七　川芎荆芥汤

组成：川芎、菊花、赤芍各15克，荆芥、防风、香附、薄荷（后下）、羌活、白芷、延胡索各10克，细辛3克，龙胆草12克。

用法：上药以茶叶为引，加水煎，取药汁。口服，每日1剂。

功效：疏风散邪，活血化瘀。适用于脑动脉硬化，对目眩、偏头痛等也有效。

妙方八　首乌山楂汤

组成：何首乌15克，山楂12克，冰糖少许。

用法：何首乌、山楂加清水适量，煎50分钟，取汁，调入冰糖。饮汤，每日1剂。

功效：补益肝肾，平肝潜阳。适用于动脉硬化、高血压、高血脂等。

★ 失眠 ★

人的一生中,有三分之一时间是处于睡眠状态,不过越来越多的人却无法入眠,患上了失眠。失眠又称为失眠障碍,即自觉失去睡眠能力,睡眠不足,入睡困难、早醒等。长期的失眠,会给人带来身体和精神上的双重折磨,患者不仅白天精神萎靡,疲惫无力,情绪不稳,而且记忆力减退,免疫能力降下,有时出现心慌、心悸等自主神经紊乱现象。

中医称失眠为不寐,认为此病发生为邪扰心神或心神不交所致,可分三类:一类是情志不遂,肝火扰动心神;一类是脾胃受伤,胃气不和,则夜卧不安;一类是思虑劳倦太过,伤及心脾。

妙方一 枳实效方

组成:枳实、芍药各45克。

用法:上药共研为细末。每次服用9克,每日3次。

功效:理气除痞,滋阴养肝。适用于产后不能寐。

妙方二 虚烦方

组成:榆白皮、酸枣仁各20克。

用法:水煎,取药汁。每日1剂,温服。

功效:宁心安神。适用于病愈后,昼夜虚烦不得眠。

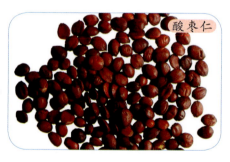
酸枣仁

妙方三 百合糖水汤

组成:百合100克,冰糖适量。

用法:百合加水500毫升,以小火煎至熟烂,加入冰糖,调匀即成。每日1剂,分2次服食。

功效:清心安神。适用于心烦不安,失眠多梦,尤宜病后虚烦失眠、结核病史失眠患者服用。

失 眠

妙方四　芍药栀豉汤

组成：芍药、栀子、当归各15克，淡豆豉20克。

用法：上药共研为细末。每次取30克药末，水煎，取药汁服用。

功效：滋阴清热，养血柔肝。适用于产后虚烦不得眠。

妙方五　复方丹参酒

组成：丹参、玄胡、石菖蒲各50克，五味子30克，优质白酒500毫升。

用法：上药共研成细末，浸泡入白酒内，密封14日。睡前服用，每次服用5～10毫升。

功效：化瘀安神。适用于心烦意乱，多梦易醒。

妙方六　祛痰君安汤

组成：法半夏、炒枳壳、陈皮、炙甘草、瓜蒌皮、茯苓、炒枣仁、竹茹各10克，薏苡仁15克，高粱米（秫米）60克，生姜3片。

用法：水煎，取药汁。每日1剂，分3次服用。5剂为1个疗程。

功效：化痰决壅，通络和阳。适用于经常失眠，入夜不能寐。

妙方七　茯神饮

组成：茯神12克，炙甘草3克，人参9克，橘皮、生姜各6克，酸枣仁30克。

用法：上药加水600毫升，煎至120毫升，滤渣取汁。每日1剂，分3次服用。

功效：宁心安神，健脾止悸。适用于心虚不得眠。

妙方八　地芍二至丸

组成：法半夏、夏枯草各10克，墨旱莲、生地黄、白芍、合欢皮、女贞子、丹参各15克，生牡蛎、夜交藤各30克。

用法：上药加水煎2次，两煎所得药汁分置，备用。睡前1小时服用头煎，夜间醒后服用二煎。如果夜间不醒，则第二天早晨服二煎。

功效：清泄痰火，育阴潜阳，交通心肾。适用于顽固性失眠。

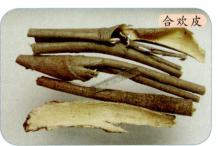
合欢皮

癫痫

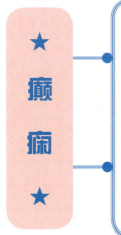

癫痫俗称羊痫风，是由于脑细胞过度放电所引起的反复发作的突然而短暂的脑功能失调。发病时，病人突然倒地，不省人事，全身抽搐，眼球上翻，口吐白沫，喉间发出痰鸣声。一般情况下，癫痫症状数分钟后就会停止，人也恢复意识，如正常人，只是感到周身疼痛、疲乏而已。

癫痫属于中医学中的"痫证"，在《难经》中已有记载，认为风、火、痰、瘀等外邪侵扰身体，导致五脏失调所致。治疗时，常采用定痫熄风、平肝泻火、祛痰开窍、活血化瘀等方法。

妙方一 定痫豁痰汤

组成：陈皮、当归（炒）、郁金、白芍（炒）各5克，陈胆星、制僵蚕、地龙、天麻各6克，茯苓、钩藤（后下）各9克。

用法：上药加水350毫升，煎至170毫升。口服药汁，分数次服下。

功效：熄风定痫，豁痰活血。适用于痫证大发作。

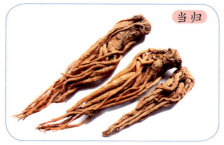

当归

妙方二 化痫散

组成：白僵蚕、侧柏叶、青礞石、淡全蝎、广地龙、姜半夏、天麻各20克，红花、石决明各30克，天竺黄10克，羚羊角粉3克，麝香2克。

用法：共研细面，麝香、羚羊角粉另入，兑匀，装入90粒胶囊。每日3次，每次1丸，温开水送服。

功效：祛风解痉，活血通经。适用于小儿癫痫。

妙方三 镇痉化痰汤

组成：郁金、僵蚕、七叶一枝花各5克，钩藤6克，制胆星、石菖蒲各3克。

用法：水煎，取药汁。每日1剂，每日3次。

功效：镇痉化痰。适用于癫痫。

妙方四 化痫汤

组成：云茯苓20克，姜半夏、焦远志、焦白术、胆南星、粉甘草各6克，天竺黄4克，白僵蚕10克，广陈皮、炒枳壳、姜竹茹、石菖蒲各8克。

用法：水煎，取药汁。每日1剂，分2次温服。

功效：宁心安神，镇静化痰。适用于小儿癫痫病情较轻者。

妙方五 癫狂清脑汤

组成：石决明（先煎）、紫贝齿（先煎）各30克，天竺黄、生地黄、七叶一枝花各12克，麦冬、天麻、川芎、灵芝草、郁金各9克，脐带1条，玳瑁6克（先煎）。

用法：水煎，取药汁。每日1剂，分次服用，相隔6小时服。10剂为1个疗程。服药期间避声响，忌食家禽头足。

功效：平肝熄风，清脑止痫。适用于癫痫。

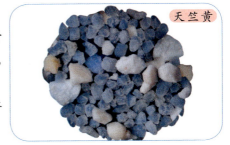

天竺黄

妙方六 解酲汤

组成：半夏、菖蒲各15克，柴胡、香附、郁金、龙骨、青皮、合欢各20克，桃仁、炒枣仁各30克，甘草10克。

用法：水煎，取药汁。口服，每日1次。

功效：疏肝化瘀，开窍安神。适用于癫痫。

妙方七 钩藤散

组成：钩藤、威灵仙、莲子心各9克，天竺黄6克，青黛3克，寒水石12克。

用法：上药共研细末，备服。每次服0.9～1.5克，每日2～3次。

功效：清热解毒，凉血消斑，泻火定惊。适用于癫痫，惊厥，神昏。

妙方八 加减涤痰汤

组成：姜半夏、胆南星各7.5克，石莲子、橘红、茯苓、连翘各9克，竹茹2克，甘草1.5克，枳实、钩藤、天麻、石菖蒲各6克。

用法：水煎，取药汁。口服。

功效：清心涤痰，理气和中。适用于癫痫发作较频繁者。

中风

中风也叫脑卒中，其实就是急性脑血管病。通常分为两类，即脑梗死和脑出血。本病发作比较突然，表现形式也多种多样，如突然口齿不清，好像嘴里含着东西，喝水呛咳；听不懂他人说的话，或是自己无法用语言表达；口角㖞斜，身体一侧手脚麻木、不能动弹，走路摇摇晃晃，感到天旋地转，有摔倒的可能；视物成双，病人自感眼内有"黑点"等。导致中风的危险因素有许多，人过40岁以后，中风概率明显高于青年人；患有高血压、糖尿病、高脂血症、心脏病等疾病的人，中风概率也高于普通人；有吸烟、酗酒等习惯的人，也易发生中风。另外，此病还具有一定的遗传因素，如有中风家族史的人更易发病等。从性别上来讲，男性中风的概率高于女性。

中风致残率很高，必须及时发现、及时治疗，否则会给患者本人及其家庭带来巨大的痛苦。

妙方一　化痰清脑方

组成：熟地黄、枸杞子、山茱萸各12克，橘红、鲜荷叶、石菖蒲各10克，半夏9克，丹参、赤芍、茯苓各15克。

用法：水煎，取药汁。每日1剂，分2次服用。

功效：活血化瘀，滋阴补精。适用于中风。

妙方二　两救固脱汤

组成：赤人参、龟胶、玳瑁、阿胶各15克，附子（先煎）、鹿胶各10克，山茱萸20克，鸡子黄1个，胆星5克。

用法：水煎，取药汁。每日1剂。

功效：摄纳真阴，固护元气。适用于中风所致的虚脱。

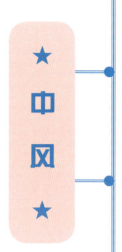
山茱萸

妙方三　皂角白矾粉

组成：皂角6克，白矾3克，细辛1.5克。

用法：上药共研细末。取药末少许，吹入鼻孔。

功效：开窍祛痰。适用于中风，症见牙关紧闭，不省人事。

妙方四　羌活姜汤

组成：羌活6克，黑芥穗15克，煨干姜3克。

用法：水煎，取药汁。口服。

功效：祛邪，温通经脉。适用于中风所致的牙关紧咬，两眼流泪，胡言乱语，以及产后风瘫等。

妙方五　伸筋草汤

组成：伸筋草、透骨草、红花各30克。

用法：上药加水2000毫升，大火烧沸，再沸煮10分钟，取药液备用。以药液浸泡手足。

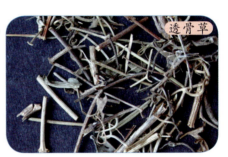

功效：活血化瘀，舒筋通络。适用于中风所致的手足拘挛。

妙方六　黄芪蜈蚣汤

组成：黄芪120克，蜈蚣1条，赤芍、地龙各15克。

用法：水煎，取药汁。口服，每日1剂。

功效：熄风解痉。适用于半身不遂。

妙方七　乌梅天南星粉

组成：乌梅6克，天南星3克，冰片1.5克。

用法：上药共研细末，搽牙齿。

功效：祛风定惊，燥湿化痰。适用于中风，症见口噤不开、牙关紧闭、不省人事。

妙方八　当归全蝎粉

组成：当归36克，全蝎（去尾）7.5克，天麻9克。

用法：上药共研极细末，备用。用时，取药末6克，煎汤服。每日2次。

功效：温通经脉，活血止痛。适用于中风所致的半身不遂。

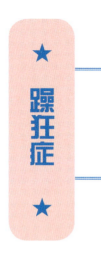

躁狂症

躁狂症是躁狂抑郁症的一种发作形式。遗传因素、体质因素、中枢神经介质的功效及代谢异常等都是躁狂症的诱发因素,以情感高涨或易激惹为主要临床表现,伴随精力旺盛、言语增多、活动增多,严重时伴有幻觉、妄想、紧张症状等精神病性症状。躁狂发作时间需持续一周以上,病程一般呈发作性,每次发作后进入精神状态正常的间歇缓解期,大多数病人有反复发作倾向。

中医对躁狂症有系统的理论,积累了丰富的治疗经验,在辨证论治的前提下,以降(泄)火、豁痰、活血、开窍治标,调整阴阳,恢复神机治本,为其基本原则。

妙方一　生铁落饮

组成:生铁落30克,天冬(去心)、麦冬(去心)、贝母各9克,胆南星、橘红、远志、石菖蒲、连翘、茯苓、茯神各3克,玄参、钩藤、丹参各4.5克,朱砂0.9克。

用法:用生铁落煎熬3小时,取此水煎药服。服后安神静睡,不可惊骇叫醒。

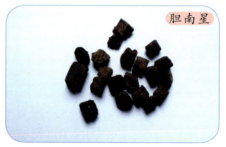

胆南星

功效:镇心安神,清热化痰。适用于痰火扰神型躁狂症。症见素有性急易怒,头痛失眠,两目怒视,面红目赤,烦躁,遇较大精神刺激时,突然狂乱无知,詈骂号叫,不避亲疏,逾垣上屋,或毁物伤人,气力逾常,不食不眠,小便黄,大便干,舌质红绛,苔多黄燥而垢,脉弦大或滑数。

加减:若大便秘结者,加大黄、枳实泄热通腑。

妙方二　癫狂梦醒汤

组成:桃仁24克,柴胡、木通、赤芍、陈皮、桑白皮、大腹皮各9克,半夏、香附、青皮各6克、紫苏子(研)12克、甘草15克。

用法:水煎服。

功效:活血理气,解郁化痰。适用于痰结血瘀型躁狂症。症见狂病经久不愈,面色暗滞而秽,躁扰不安,多言,恼怒不休,甚至登高而歌,弃衣而走,妄见妄闻，妄思离奇，头痛，心悸而烦，舌质紫暗有瘀斑，少苔或薄黄苔干，脉弦或细涩。

加减：若痰涎、瘀血较盛者，可加服白金丸，以白矾消痰涎，郁金行气解郁、凉血破瘀；若头痛明显者，加川芎、延胡索活血化瘀、通络止痛。

妙方三　通窍活血汤

组成：赤芍、川芎各 3 克，桃仁（研泥）、红花、鲜姜（切碎）各 9 克，红枣（去核）7 枚，老葱（切碎）6 克，麝香（研末，另包吞服）0.15 克。

用法：水煎，临服时和麝香入黄酒 1 杯。

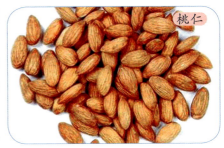
桃仁

功效：活血通窍。适用于瘀血阻窍型躁狂症。症见狂病日久，少寐易惊，疑虑丛生，妄见妄闻，言语支离，面色晦暗，舌青紫，或有瘀斑，苔薄滑，脉微弦或细涩。

加减：可加琥珀粉、大黄活血化瘀通络，石菖蒲、郁金开通机窍，柴胡、郁金、香附疏肝解郁。若尚有痰涎夹杂者，则须化瘀与涤痰并进，方中可加入胆南星、天竺黄、川贝母等；善惊、不眠多梦者，加酸枣仁、夜交藤养心安神。

妙方四　二阴煎

组成：生地黄、麦冬、茯神各 9 克，酸枣仁、黄连 6 克，甘草 3 克，玄参、木通各 5 克。

用法：上药用水 400 毫升，加竹叶 10 克，煎至 280 毫升，空腹时服。

功效：清心泻火，养阴安神。适用于火盛伤阴型躁狂症。症见狂病日久，其势较缓，呼之能自止，但有疲惫之象，多言善惊，时而烦躁，形瘦面红而秽，大便干结，舌红少苔或无苔，脉细数。

老年性痴呆

老年性痴呆表现为智力衰退,行为及人格的改变。其临床主要表现为:①精神心理障碍:记忆力减退,认识、言语、定向力障碍,及人格和行为改变,如行为退缩、感情淡漠、无主动性和缺乏注意力等;②神经功能障碍,在晚期出现,有自动症和刻板动作,如不自主地吸吮、噘嘴、肌张力增高、强握反射、模仿动作及厌食、贪食等。

中医认为,老年性痴呆是先天禀赋不足或年老肝肾亏虚、脑髓不充所致。故中医在治疗上多采取滋补肝肾、填髓健脑的中药和食物进行治疗和预防。

妙方一　七福饮

组成:人参、酸枣仁各6克,熟地黄、当归各9克,白术(炒)、远志(炙用)各5克,炙甘草3克。

用法:用水400毫升煎取280毫升,空腹时温服。

功效:补肾益髓,填精养神。适用于髓海不足型老年性痴呆。症见智能减退,记忆力和计算力明显减退,头晕耳鸣,懒情思卧,齿枯发焦,腰酸骨软,步行艰难,舌瘦色淡,苔薄白,脉沉细弱。

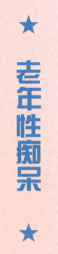

白术

妙方二　还少丹

组成:山茱萸、茯苓、杜仲、牛膝、肉苁蓉、楮实子、小茴香、巴戟天、怀山药、枸杞子、远志、石菖蒲、五味子、熟地黄各60克,大枣100克(加姜、煮熟去皮、核用肉)。

用法:依法炼蜜为丸,每次服9克,淡盐汤送下。

功效:温肾补脾。适用于脾肾两虚型老年性痴呆。症见表情呆滞,沉默寡言,记忆减退,失认失算,口齿含糊,词不达意,伴气短懒言,肌肉萎缩,食少纳呆,口涎外溢,腰膝酸软,或四肢不温,腹痛喜按,泄泻,舌质淡白,舌体胖大,苔白,或舌红,苔少或无苔,脉沉细弱。

妙方三　洗心汤

组成：人参、茯神、生酸枣仁各30克，半夏15克，陈皮、神曲各9克，甘草、附子（先煎）、石菖蒲各3克。

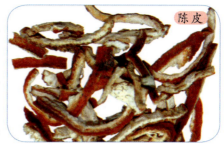
陈皮

用法：水煎，用120毫升灌服。服药后必熟睡，任其自醒，切不可惊醒。

功效：化痰开窍，通阳扶正。适用于痰浊蒙窍型老年性痴呆。症见表情呆钝，智力衰退，或哭笑无常，喃喃自语，或终日无语，伴不思饮食，脘腹胀痛，痞满不适，口多涎沫，头重如裹，舌质淡，苔白腻，脉滑。

妙方四　加减通窍活血汤

组成：麝香0.2克，当归、远志、酸枣仁各15克，赤芍、桃仁、红花、茯神、川芎各10克，老葱3节，菖蒲5克，大枣5枚。

用法：水煎，取药汁。每日1剂，分2次服用。15剂为1个疗程，2～3个疗程为宜。

功效：通窍活血，养心安神。适用于瘀血内阻型老年性痴呆。症见表情迟钝，言语不利，善忘，易惊恐，或思维异常，行为古怪，伴肌肤甲错，口干不欲饮，双目暗晦，舌质暗或有瘀点、瘀斑，脉细涩。

妙方五　豆腐兔肉紫菜汤

组成：嫩豆腐250克，兔肉60克，紫菜30克。

用法：将豆腐切厚片；将紫菜撕成小片，将放入汤盆中；将兔肉切薄片，入精盐、料酒、淀粉腌一下；锅内放清水适量烧沸，放入豆腐片和精盐，煮沸后再入兔肉片，中火煮5分钟，撒入葱花，起锅倒入盛紫菜的汤盆中，搅匀即成。适量食用，饮汤吃肉、豆腐及紫菜。

功效：化痰降浊，益智健脑。适用于老年性痴呆。

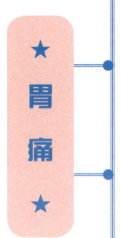

胃痛

胃痛是由于胃气阻滞，胃络瘀阻，胃失所养，不通则痛导致的以上腹胃脘部发生疼痛为主症的一种脾胃肠病症。胃痛的部位在上腹部胃脘处，俗称心窝部。其疼痛的性质表现为胀痛、隐痛、刺痛、灼痛、闷痛、绞痛等，常因病因病机的不同而异，其中尤以胀痛、隐痛、刺痛常见。

胃痛的治疗，以理气和胃止痛为基本原则。旨在疏通气机，恢复胃腑和顺通降之性，通则不痛，从而达到止痛的目的。胃痛属实者，治以祛邪为主，根据寒凝、食停、气滞、郁热、血瘀、湿热之不同，分别用温胃散寒、消食导滞、疏肝理气、泄热和胃、活血化瘀、清热化湿诸法；属虚者，治以扶正为主，根据虚寒、阴虚之异，分别用温中益气、养阴益胃之法；虚实并见者，则扶正祛邪之法兼而用之。

妙方一 良附丸

组成：高良姜（酒洗七次，焙，研）、香附（醋洗七次，焙，研）各等份。

用法：上为细末，作散剂或水丸，每日1～2次，每次6克，开水送下。

功效：行气疏肝，祛寒止痛。适用于寒邪客胃型胃痛。症见胃痛暴作，甚则拘急作痛，得热痛减，遇寒痛增，口淡不渴，或喜热饮，苔薄白，脉弦紧。

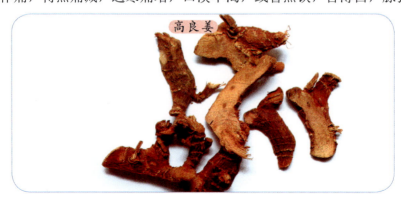

高良姜

妙方二 保和丸

组成：山楂 18 克，半夏、茯苓各 9 克，神曲 6 克，莱菔子、陈皮、连翘各 3 克。

用法：以上诸药共为细末，水泛为丸，每次服 6～9 克，温开水或麦芽煎汤送服；亦可作汤剂，用量按原方比例酌定。

功效：消食和胃。适用于饮食停滞型胃痛。症见暴饮暴食后，胃脘疼痛，胀满不消，疼痛拒按，得食更甚，嗳腐吞酸，或呕吐不消化食物，其味腐臭，吐后痛减，不思饮食或厌食，大便不爽，得矢气及便后稍舒，舌苔厚腻，脉滑有力。

妙方三 柴胡疏肝散

组成：柴胡、陈皮（醋炒）各 6 克，川芎、枳壳（麸炒）、芍药、香附各 4.5 克，甘草（炙）1.5 克。

用法：水煎服。

功效：疏肝解郁，行气止痛。适用于肝气犯胃型胃痛。症见胃脘胀满，攻撑作痛，脘痛连胁，胸闷嗳气，喜长叹息，大便不畅，得嗳气、矢气则舒，遇烦恼郁怒则痛作或痛甚，苔薄白，脉弦。

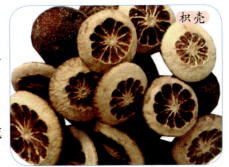

枳壳

妙方四 丹栀逍遥散

组成：柴胡、当归、白芍、白术各 3 克，牡丹皮、炒山栀子、炙甘草各 1.5 克。

用法：水煎服。

功效：疏肝解郁，养血健脾。适用于肝胃郁热型胃痛。症见胃脘灼痛，痛势急迫，喜冷恶热，得凉则舒，心烦易怒，泛酸嘈杂，口干口苦，舌红少苔，脉弦数。

奇方妙药精粹

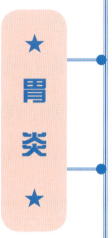

★ 胃炎 ★

胃炎是胃黏膜炎症的统称，可分为急性和慢性两类。

急性胃炎是指由于各种原因引起的胃黏膜的一种急性炎症反应。急性胃炎患者常有上腹疼痛、嗳气、恶心、呕吐及食欲减退等。其临床表现轻重不等，但发病均急骤，大都有比较明显的致病因素，如暴饮暴食、大量饮酒或误食不洁食物、受凉、服用药物等。由药物和应激因素引起的胃炎，常仅表现为呕血和黑便，一般为少量，呈间歇性，可自止，但也可发生大出血。

慢性胃炎是以胃黏膜的非特异性慢性炎症为主要病理变化的慢性胃病，病变可局限于胃的一部分，也可弥漫到整个胃部，临床常有胃酸减少、食欲下降、上腹不适、消化不良等。慢性胃炎无特异性，一般可表现为食欲减退，上腹部有饱胀憋闷感及疼痛感、恶心、嗳气、消瘦、腹泻等。治疗时宜清热利湿、运脾和胃、疏肝健脾、理气活血、益气温中、养阴生津、通络止痛。

妙方一　大黄黄连泻心汤

组成：大黄6克，黄连3克。

用法：上二味，以麻沸汤二升，渍之，须臾，绞去渣。分温再服。

功效：泄热，消痞，和胃。适用于邪热内陷型胃炎。症见胃脘痞满，灼热急迫，按之满甚，心中烦热，咽干口燥，渴喜饮冷，身热汗出，大便干结，小便短赤，舌红苔黄，脉滑数。

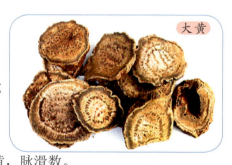

大黄

妙方二　平胃散

组成：苍术（去黑皮，捣为粗末，炒黄色）12克，厚朴（去粗皮，涂生姜汁，炙令香熟）9克，陈皮（洗令净，焙干）6克，甘草（炙黄）3克。

用法：共为细末，每服4～6克，姜枣煎汤送下；或作汤剂，加生姜2片，大枣2枚，水煎服。

功效：燥湿健脾，行气和胃。适用于痰湿内阻型胃炎。症见脘腹痞满，闷塞不舒，胸膈满闷，头重如裹，身重肢倦，恶心呕吐，不思饮食，口淡不渴，小便不利，舌体胖大，边有齿痕，苔白厚腻，脉沉滑。

妙方三　越鞠丸

组成：香附、川芎、苍术、栀子、神曲各等份（6～9克）。

用法：水丸，每服6～9克，温开水送服。亦可按参考用量比例作汤剂，水煎服。

功效：行气解郁。适用于肝郁气滞型胃炎。症见胃脘痞满闷塞，脘腹不舒，胸膈胀满，心烦易怒，喜太息，恶心嗳气，大便不爽，常因情志因素而加重，苔薄白，脉弦。

妙方四　补中益气汤

组成：黄芪18克，炙甘草、白术各9克，人参、陈皮、柴胡、升麻各6克，当归3克。

用法：水煎服；或制成丸剂，每次服9～15克，每日2～3次，温开水或姜汤送下。

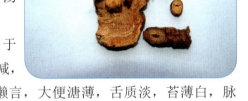

炙甘草

功效：补中益气，升阳举陷。适用于脾胃虚弱型胃炎。症见胃脘痞闷，胀满时减，喜温喜按，食少不饥，身倦乏力，少气懒言，大便溏薄，舌质淡，苔薄白，脉沉弱或虚大无力。

妙方五　加味失笑散

组成：炒蒲黄、延胡索、五灵脂、党参、炒白术、茯苓、石斛各15克，怀山药30克，田七10克，甘草5克。

用法：水煎，取药汁。每日1剂，分2次服用。

功效：化瘀和胃止血。适用于急性胃炎之瘀滞胃肠证，症见脘腹刺痛，拒按，呕血，便血色暗，舌有瘀斑点，脉弦涩。

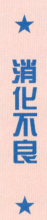

消化不良

消化不良是由胃动力障碍所引起的疾病。临床上主要症状表现为上腹痛、早饱、腹胀、嗳气。上腹痛多无规律，只有部分患者与进食有关，表现为饱痛，进食后缓解，或餐后半个小时又出现疼痛。早饱是进食后不久即有饱腹感，使人再也吃不下去食物。腹胀多发生于餐后，或呈持续性，进餐后加重，同时伴有嗳气。另外，一些功能性消化不良的人还会出现失眠、焦虑、抑郁等精神方面的症状。

妙方一　橘枣饮

组成：橘皮10克（可换干品3克），大枣10枚。

用法：先将大枣放锅内炒焦，然后与橘皮同放入杯中，加沸水冲泡10分钟即成，饭后代茶饮。

功效：调中醒胃。适用于消化不良。

妙方二　无花果饮

组成：干无花果2个，白糖适量。

用法：将无花果切碎并捣烂，煎炒至半焦，加入白糖冲沏，代茶饮用。

功效：开胃助消化。适用于脾胃虚弱导致的消化不良。

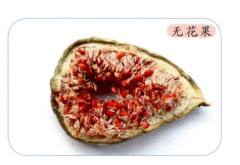

无花果

妙方三　清肠消导汤

组成：白头翁、山楂各6克，砂仁、炙甘草各1克，香附4克，焦神曲8克，苍术炭、茯苓各5克。

用法：上药加水，浓煎200毫升。每日分多次服用。

功效：清肠消导化滞。适用于小儿消化不良。

妙方四　山楂丸

组成：山楂、怀山药各 250 克，白糖 100 克。

用法：将山楂、怀山药晒干，研成碎末，与白糖混合，炼蜜为丸，丸重 15 克。每次 1 丸，每日 3 次，以温开水送服。

功效：补中化积，开胃健脾。适用于脾胃虚弱导致的消化不良。

妙方五　消痞汤

组成：半夏、黄芩、党参各 6 克，甘草、黄连、陈皮各 3 克，大枣 9 克。

用法：水煎，取药汁。每日 1 剂，分 2 次服用。1 岁 6 个月以下剂量减半。3 日为 1 疗程。

功效：和中健胃。适用于小儿运动紊乱样消化不良，症见小儿每餐进食一半即腹部饱胀不适，上腹部稍膨隆，肠鸣音减弱，舌质淡红，苔薄黄。

妙方六　干姜茱萸方

组成：干姜、吴茱萸各 30 克。

用法：上药共研细末，装瓶备用。每次取药末 6 克，温开水送下。

功效：健胃消食。适用于消化不良，症见伤食吐酸水。

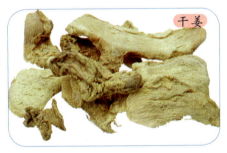

干姜

妙方七　车前止泻汤

组成：车前子 6 克，泽泻、茯苓、怀山药各 5 克，甘草 3 克。

用法：水煎，取药汁。口服，每日 1 剂。

功效：健脾养胃，利湿止泻。适用于婴幼儿单纯性消化不良。

妙方八　绿茶干橘方

组成：蜜橘 1 个，绿茶 10 克。

用法：将蜜橘挖孔，塞入茶叶，晒干后食用。成人每次 1 个，小儿酌减。

功效：理气解郁。适用于肝气不舒所致的消化不良。

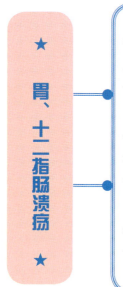

★ 胃、十二指肠溃疡 ★

胃、十二指肠溃疡是指胃或十二指肠的黏膜局部被腐蚀，发生糜烂，也称为消化性溃疡。本病发病人群主要为20～50岁的青壮年，男性患者人数多于女性，十二指肠溃疡患者又远多于胃溃疡患者。其主要症状为胃脘疼痛，痛点在上腹部正中或略偏左侧，痛如刀割或针刺，而且疼痛与进食有着直接关系。同时，患者还伴有嗳气、泛酸等症状。另外，消化性溃疡具有一定的季节性，晚秋、冬季、初春三时节发病明显多于其他季节。

中医把消化性溃疡归属于胃痛的范畴，认为与无规律饮食，暴饮暴食，嗜酒过度，或忧思过度，肝气失调而横逆犯胃有关。治疗原则：补气健脾，活血化瘀，解郁疏肝，理气通络。

妙方一　清幽消痈汤

组成：蒲公英20克，金银花、茯苓、鸡内金各15克，炙甘草、木香（后下）各10克，黄连、大黄（后下）各6克，升麻3克。

用法：上药加水煎2次，每次加水500毫升，煎至200毫升，两煎所得药液共400毫升。每日1剂，分2次服。4周为1个疗程。

功效：清胃肠积热，行气消滞。适用于胃热型溃疡，症见胃痛、胃中有灼热感。

妙方二　炙草黄芪胶炭汤

组成：炙甘草30克，生地黄20克，黄芪、皂角刺、阿胶（烊化）、仙鹤草、海底柏、台乌、苍术各15克，蒲黄炭、茜草炭各10克。

用法：上药加水浸泡30分钟，然后煎2次，混合两煎所得药汁。每日1剂，分上、下午空腹服用。4周为1个疗程。

功效：补气健脾，散瘀止痛，除腐生新。适用于胃及十二指肠溃疡，症见胃痛、腹胀、嗳气频繁、泛酸等。

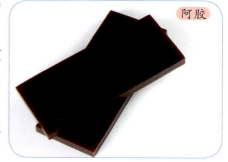

阿胶

妙方三　清胃散

组成：珍珠粉、广木香各50克，人工牛黄粉10克。

用法：上药研为极细末，装入胶囊中，每粒装0.5克，备服。饭前1小时用温开水送服，每次服2粒，每日3次。4周为1个疗程。

功效：清热解毒，理气止痉，除腐生新。适用于胃及十二指肠溃疡。

妙方四　胃灵汤

组成：党参、白术、茯苓、七叶一枝花各15克，制半夏、陈皮、香附（后下）各10克，砂仁（打、后下）5克。

用法：上药加水煎2次，混合两煎所得药汁。每日1剂，分2次服用，20日为1个疗程。

功效：振奋中焦，行气解郁。适用于胃溃疡。

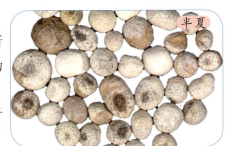
半夏

妙方五　两和镇痛饮

组成：柴胡、枳壳、厚朴、佛手各12克，白芍、炒香附、炒建曲各15克，甘草5克。

用法：水煎，取药汁。每日1剂，分2次服用。

功效：疏肝和胃，行滞镇痛。适用于肝胃不和所致胃溃疡。

妙方六　养阴平肝消炎汤

组成：沙参、当归、石斛各9克，白术、鸡内金、黄连、陈皮、枳壳、麦冬各6克，山药12克，焦三仙、川牛膝各10克，白豆蔻、半夏各5克，白芍15克，甘草3克。

用法：水煎，取药汁。每日1剂，分2次服用。

功效：滋养胃阴，平肝补中。适用于胃阴不足所致胃溃疡。

妙方七　良附苏陈汤

组成：良姜、香橼皮、炒川楝子、煅瓦楞子、海螵蛸、香附、紫苏梗各10克，陈皮、佛手、延胡索、马尾连各5克。

用法：水煎，取药汁。每日1剂，分2次服用。

功效：温中散寒，宣通阳气。适用于寒邪犯胃所致的十二指肠溃疡。

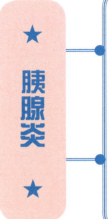

胰腺炎

急性胰腺炎是常见的急腹症之一，多见于青壮年，女性高于男性（约2：1）。其发病仅次于急性阑尾炎、肠梗阻、急性胆囊炎胆石症。主要病因为胰管阻塞、胰管内压力骤然增高等引起胰腺消化酶对其自身消化的一种急性炎症。

中医认为，胰腺炎治疗时宜清热解毒、活血化瘀、调理升降、通腑泄浊。

妙方一　大黄汤

组成：大黄50克。

用法：将大黄煎水200毫升。轻者每日1剂，分2次服用。

功效：活血化瘀，清热解毒，通里攻下。适用于急性胰腺炎。

妙方二　加味大承气汤

组成：大黄、厚朴、黄芩、黄柏、柴胡各12克，芒硝、枳壳各10克。

用法：上药加水煎，取药汁500毫升。每日2剂，每剂服250毫升药汁。

功效：荡涤实热，消痞除满。适用于急性胰腺炎。

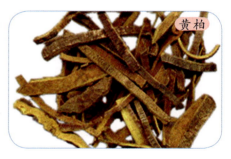
黄柏

妙方三　清胰汤

组成：栀子、牡丹皮、木香、厚朴、延胡索各25克，大黄、赤芍各40克，芒硝15克。

用法：上药加水800毫升，煎取药汁约500毫升。轻者每日1剂，分2次服用。

功效：清热解毒，理气活血，通里攻下。适用于急性胰腺炎。

妙方四　胰胆合剂

组成：柴胡、枳实、生大黄各10克，蒲公英、丹参各30克，黄芩、赤白芍、香附、郁金、生甘草各12克。

用法：水煎，取药汁。每日1剂，分3次服用。

功效：清热通腑。适用于急性水肿型胰腺炎。

妙方五　番泻叶饮

组成：番泻叶适量。

用法：每次取番泻叶5～10克，泡水300～500毫升。频服，首次大便后，改为日服2～3次，每次5克，保持大便每日3～5次。

功效：泻下通便，消炎止痛。适用于急性水肿型胰腺炎。

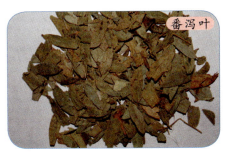

番泻叶

妙方六　通胰汤

组成：柴胡、郁金、厚朴各15克，黄连、半夏、枳实、木香、芒硝（冲服）各10克，大黄（后下）20克，蒲公英30克。

用法：水煎，取药汁。轻者每日1剂，分2次服用。

功效：清热化湿，通里攻下，理气止痛。适用于急性胰腺炎。

妙方七　柴胡黄芩汤

组成：柴胡、黄芩、半夏各9克，白芍15克，枳实、大黄各10克，芒硝12克，甘遂3克。

用法：水煎，取药汁。病轻者每日1剂，分2次服。病重者每日2剂，各煎2次，分3～4次服用。

功效：和解通下，清热逐水。适用于急性胰腺炎。

妙方八　鲤鱼陈皮煲

组成：鲤鱼1条，陈皮6克，赤小豆120克。

用法：将鲤鱼宰杀干净，与陈皮、赤小豆同置煲中，加水煮汤，豆、鱼熟烂即成，佐餐食用。

功效：疏肝理气，清热解毒，利尿消肿。适用于胰腺炎、肝炎、胆囊炎等。

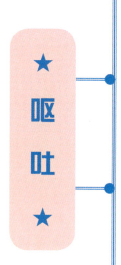

呕吐

呕吐是由于胃失和降、胃气上逆所致的,以食物、痰涎等胃内之物从胃中上涌,自口而出为临床表现的一种病症。对呕吐的释名,前人有两种说法:一种说法认为有物有声谓之呕,有物无声谓之吐,无物有声谓之干呕;另一种说法认为呕以声响名,吐以吐物言,有声无物曰呕,有物无声曰吐,有声有物曰呕吐。呕与吐常同时发生,很难截然分开,因此无细分的必要,故近世多并称为呕吐。

呕吐的病因有外邪侵袭、饮食不当、情志失调、脏腑虚弱。呕吐的病位在胃。病机分虚实两类,实者为邪气犯胃,虚者为脾胃虚弱,也多虚实并见者,基本病机为胃失和降,胃气上逆。在临床上应注意与反胃、噎膈相鉴别。辨证要点以辨虚实和呕吐物为主。其治疗原则为和胃降逆止呕。但辨证论治应分虚实,实者重在祛邪,分别施以解表、消食、化痰、理气之品;虚者重在扶正,分别施以益气、温阳、养阴之法,均辅以和胃降逆之品。

妙方一 藿香正气散

组成:藿香9克,炙甘草6克,半夏曲、白术、陈皮、厚朴、苦桔梗各6克,白芷、紫苏、茯苓、大腹皮各3克。

用法:以上药共为细末,每次服6克,加生姜3片,大枣1枚,煎汤热服;或作汤剂,加生姜3片,大枣1枚,水煎服。

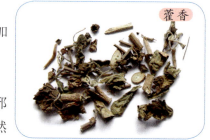
藿香

功效:解表化湿,理气和中。适用于外邪犯胃型呕吐。症见呕吐食物,吐出有力,突然发生,起病较急,常伴有恶寒发热,胸脘满闷,不思饮食,舌苔白,脉濡缓。

妙方二 香砂六君子汤

组成:即六君子汤[人参3克,白术、茯苓(去皮)各6克,陈皮2.5克,甘草2克,半夏3克]加木香2克,砂仁各2.5克。

用法:水煎服。

功效:益气化痰,行气温中。适用于脾胃虚弱型呕吐。症见饮食稍有不慎,或稍有劳倦，即易呕吐，时作时止，胃纳不佳，脘腹痞闷，口淡不渴，面白少华，倦怠乏力，舌质淡，苔薄白，脉濡弱。

妙方三　半夏干姜散

组成：半夏、干姜各 10 克。

用法：共研细末。

功效：温中和胃，降逆止呕。

妙方四　醋渍胡椒丸

组成：胡椒、米醋各适量。

用法：醋浸胡椒，晒干，再浸，再晒，如此反复数次。然后研为细末，以醋为丸，梧桐子大。每服 10 丸。

功效：和胃止呕。适用于呕吐反胃。

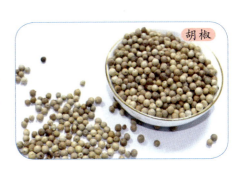

胡椒

妙方五　和降止呕方

组成：半夏、黄芩、党参、藿香、厚朴、炙甘草各 10 克，干姜 6 克，生姜 3 克。

用法：水煎，取药汁。口服，每日 1 剂。

功效：和胃止呕。适用于呕吐伴头晕胸闷。

妙方六　半夏胡椒丸

组成：半夏（汤洗数次）、胡椒各等份，姜汁适量。

用法：半夏、胡椒共研细末，姜汁为丸，如梧桐子大。每服 3～5 丸，姜汤送服。

功效：止呕和胃。适用于反胃呕吐，不思饮食。

妙方七　鬼针草洗方

组成：鬼针草 3～5 株。

用法：将鬼针草洗净，加水煎取浓汁，连渣放在桶内，备用。趁热熏洗患儿双足，一般熏洗 3～4 次，每次约 5 分钟。1～5 岁小儿仅熏洗脚心，6～15 岁儿童熏洗到脚面，腹泻严重者熏洗部位可适当上升至小腿。

功效：清热解毒，祛风活血。适用于小儿单纯性消化不良引起的泄泻、呕吐。

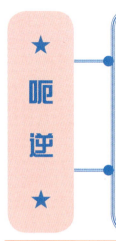

呃逆就是人们常说的打嗝，西医叫作膈肌痉挛。当膈肌、膈神经、迷走神经或中枢神经等受到刺激后，一侧或双侧膈肌常发生阵发性的痉挛，于是发生打嗝现象。如果膈肌持续痉挛超过48小时未停止者，称顽固性呃逆。呃逆除了让患者感到不适外，还会影响到周围的人。如果患者有心肺方面的疾患，则会影响到呼吸功能，危害性更大。

妙方一　黄连生石膏饮

组成：生石膏（先煎）、竹茹各20克，柿蒂、黄连各10克，橘皮、炒栀子各15克。

用法：上药加水，用大火煎沸，改用小火煎15分钟，滤出药液，再加水煎20分钟，去渣取汁。混合两煎所得药汁。每日1剂，分次服用。

功效：清热止呃。适用于呃逆。

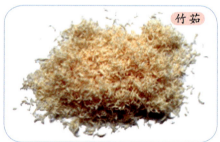
竹茹

妙方二　猪胆赤豆散

组成：猪胆1只，赤小豆20粒。

用法：将赤小豆放入猪胆内，然后将猪胆挂房檐下阴干，研成细末备用。每次1克，以白开水冲服。每日2次。

功效：健脾利湿。适用于顽固性呃逆。

妙方三　顺气消滞汤

组成：陈皮、半夏（姜炒）、神曲（炒）、香附各6克，白茯苓（去皮）9克，白术4.5克，丁香0.9克，柿蒂2个，竹茹12克，黄连（姜炒）0.6克，甘草2.4克，生姜5片。

用法：上药除生姜外，锉碎，加入姜片煮汤。口服。

功效：顺气消滞，降逆和胃。适用于食后气滞呃逆，打嗝不止。

呃　逆　★

妙方四　活血散寒止呃方

组成：赤芍、桃仁、红花各9克，川芎4克，葱3根，生姜2片，大枣7枚，麝香（吞服）0.5克。

用法：水煎，取药汁。每日1剂。

功效：活血化瘀，散寒止呃。适用于中焦寒凉所致的呃逆。

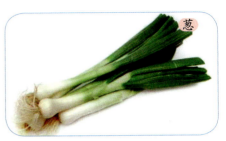
葱

妙方五　止呃方

组成：旋覆花、代赭石、芒硝各9克，公丁香3克，柿蒂5只，大黄6克。

用法：上药加水煎2次，混合两煎所得药液。每日1剂，口服。

功效：降逆止呃。适用于打嗝不止。

妙方六　丁香泡鸡翅尖

组成：鸡翅尖300克，丁香15克，肉质泡菜液2500克，味精、鸡精各3克。

用法：鸡翅尖洗净，入沸水中氽熟，捞出沥水，与丁香一起泡入肉质泡菜液坛内，3天后捞出，与味精、鸡精同置盘中，拌匀即成。佐餐食用。

功效：温胃降逆，温肾助阳。适用于胃寒呃逆、脘腹冷痛等。

妙方七　香油拌刀豆

组成：刀豆300克，米醋、白糖各10克，精盐、味精各3克，香油5克。

用法：刀豆洗净去筋，切成菱形片，入沸水中煮熟，捞出沥水，入米醋、精盐、味精、白糖、香油，拌匀即成。佐餐食用。

功效：润肠通便，温中下气，益肾补阳。适用于虚寒呃逆、腰痛等症。

妙方八　牛乳饮

组成：鲜牛奶250克。

用法：上味煮沸即成。空腹温饮，顿服。

功效：补虚损，益肺胃，生津润肠。适用于反胃呃逆、消渴、便秘等。

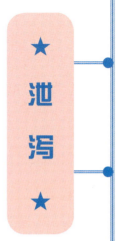

★ 泄 泻 ★

泄泻是以大便次数增多，粪质稀薄，甚至泻出如水样为临床表现的一种脾胃肠病症。临床上应注意与痢疾、霍乱相鉴别。病因有感受外邪，饮食所伤，情志失调，脾胃虚弱，命门火衰等。这些病因导致脾虚湿盛，脾失健运，大小肠传化失常，升降失调，清浊不分，而成泄泻。病位在肠。辨证要点以辨寒热虚实、泻下物和是否缓急为主。治疗应以运脾祛湿为原则。急性泄泻重用祛湿，辅以健脾，再依寒湿、湿热的不同，分别采用温化寒湿与清化湿热之法。慢性泄泻以脾虚为主，当予健脾补虚，辅以祛湿，并根据不同证候，分别施以益气健脾、温肾健脾、抑肝扶脾之法。久泻不止者，尚宜固涩。同时还应注意急性泄泻不可骤用补涩，以免闭留邪气；慢性泄泻不可分利太过，以防耗其津气；清热不可过用苦寒，以免损伤脾阳；补虚不可纯用甘温，以免助湿。

妙方一　葛根黄芩黄连汤

组成：葛根15克，黄芩、黄连各9克，甘草（炙）6克。

用法：水煎服。

功效：解表清里。适用于湿热型泄泻。症见泄泻腹痛，泻下急迫，或泻而不爽，粪色黄褐，气味臭秽，肛门灼热，或身热口渴，小便短黄，苔黄腻，脉滑数或濡数。

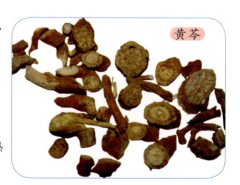

黄芩

妙方二　参苓白术散

组成：人参、白术、白茯苓、炒山药各15克，白扁豆12克，甘草、莲子肉、薏苡仁各9克，缩砂仁、桔梗各6克。

用法：上药共为细末，每次服6克，大枣汤调下，小儿用量按岁数加减服之；或作汤剂，用量按原方比例酌定。

功效：益气健脾，渗湿止泻。适用于脾虚型泄泻。症见因稍进油腻食物或饮食稍多，大便次数即明显增多而发生泄泻，伴有不消化食物，大便时泻时溏，迁延反复，饮食减少，食后脘闷不舒，面色萎黄，神疲倦怠，舌淡苔白，脉细弱。

妙方三　四神丸

组成：补骨脂12克，肉豆蔻、五味子各6克，吴茱萸3克。

用法：上药共为细末，以生姜6克，红枣10枚同煮，取枣肉，和末为丸，每服6～9克，空腹或食前温开水送下；亦可作汤剂，加生姜6克、大枣10枚，水煎服。

功效：温肾暖脾，涩肠止泻。适用于肾虚型泄泻。症见黎明之前脐腹作痛，肠鸣即泻，泻下完谷，泻后即安，小腹冷痛，形寒肢冷，腰膝酸软，舌淡苔白，脉细弱。

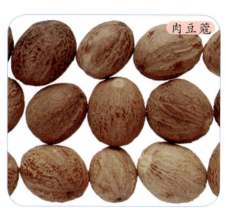
肉豆蔻

妙方四　痛泻要方

组成：白术（炒）9克，白芍（炒）6克，陈皮（炒）4.5克，防风3克。

用法：水煎服。

功效：补脾柔肝，祛湿止泻。适用于肝郁型泄泻。症见每逢抑郁恼怒，或情绪紧张之时，即发生腹痛泄泻，腹中雷鸣，攻窜作痛，腹痛即泻，泻后痛减，矢气频作，胸胁胀闷，嗳气食少，舌淡，脉弦。

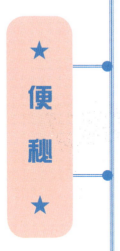

便秘

粪便在肠道内滞留时间过长，粪便内所含的水分被过度吸收，以致粪便过于干燥、坚硬，排出困难，正常排便规律紊乱，每2～3日甚至更长时间才排便1次，严重者排出的粪便性状像羊屎或兔屎样，呈球状，就称为便秘。

便秘致病原因有许多种，主要原因包括：生活、工作的紧张，环境的改变，排便习惯和规律被破坏；食物结构的变异，高热量、高营养物质摄入过多，粗纤维食物减少，导致排便次数减少或无规律；滥用泻药或依赖药物排便，如此恶性循环，导致肠蠕动无力和肠道干燥等。总之，治疗便秘时宜清热泻火，顺气导滞，益气养血润肠。另外，患者平日应多食新鲜蔬菜、水果，保持精神愉快，养成定时排便的习惯。

妙方一　加味黄芪建中汤

组成：黄芪、女贞子各20克，桔梗9克，甘草、桂枝各6克，白芍、当归各15克，大枣12枚，生姜3片，饴糖（烊化）适量。

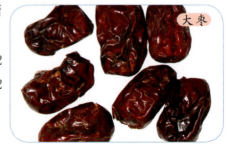

大枣

用法：水煎，取药汁。每日1剂，分2次服用。连服10日为1个疗程，一般服1～2疗程。

功效：补气养血。适用于虚证便秘。

妙方二　益气活血通秘汤

组成：党参、茯苓、锁阳、当归、桃仁、生地黄、熟地黄各15克，白术、赤芍、红花、火麻仁各10克，山药20克，肉桂、升麻各6克。

用法：水煎，取药汁。每日1剂，分3次口服。7日为1个疗程。

功效：补气活血通便。适用于老年性便秘。

妙方三　虚秘通

组成：蜂蜜、麻油各250克，肉苁蓉、锁阳、生晒参各20克，胡麻仁100克，砂仁10克。

用法：将肉苁蓉、锁阳、生晒参、胡麻仁、砂仁研成细末，然后与蜂蜜、芝麻油混合拌匀，略加热即成。每晨空腹服 15～30 克。

功效：补肾益阴，润燥滑肠。适用于老年性便秘。

妙方四　锁阳桑椹饮

组成：锁阳（切片）、桑椹各 15 克，蜂蜜 30 克。

用法：将锁阳与桑椹水煎，取汁，入蜂蜜搅匀。每日 1 剂，分 2 次服用。

功效：补肾益气。适用于气虚之便秘。

妙方五　番泻叶饮

组成：番泻叶 3～5 克。

用法：上药用开水浸泡。代茶饮。

功效：清热消导。适用于热结便秘。

妙方六　芦荟通便胶丸

组成：芦荟 6 克。

用法：将芦荟研成细末，分装入 6 个空心胶囊内。成人每次吞服 2～3 粒，小儿每次 1 粒。

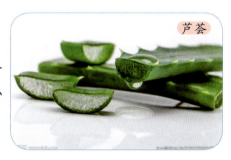

芦荟

功效：清热通便。适用于习惯性便秘，热结便秘。

妙方七　惯秘方

组成：清半夏、藿香、郁李仁、厚朴、当归、炒枳壳、桔梗、杏仁泥、桃仁泥各 10 克，白蔻仁 6 克。

用法：上药水煎，取汁。药汁分 3 次服，每 2 日服 1 剂。

功效：温通中阳，宣利湿热，通畅气机。适用于习惯性便秘。

妙方八　芪术地黄汤

组成：熟地黄、黄芪、白术各 15 克，山茱萸、山药、茯苓、麦冬、肉苁蓉各 10 克，泽泻、牡丹皮、枳壳各 6 克，升麻 3 克。

用法：水煎，取药汁。每日 1 剂，分 2 次服用。

功效：益气养阴，泻下通便，畅通气机。适用于老年性便秘。

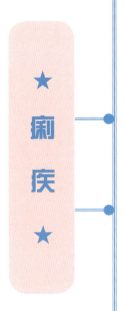

痢疾

痢疾是临床上常见多发的传染病,以夏秋为主要发病季节。主要病因是外感时邪疫毒,内伤饮食不洁;病位在肠,与脾胃有密切关系;病机为邪从口入,湿热疫毒蕴结于肠腑,气血壅滞,脂膜血络受损,化为脓血,大肠传导失司,发为痢疾。临床以腹痛腹泻,里急后重,便赤白脓血为主要表现。辨证应分清寒热虚实,一般说来暴痢多实,久痢多虚。实证有湿热痢、寒湿痢和疫毒痢,以湿热痢为多见,疫毒痢病情凶险,宜及早治疗;虚证有虚寒痢、阴虚痢和休息痢。若下痢不能进食或呕恶不能食者,为大虚大实的噤口痢。痢疾的治疗以祛邪导滞、调气和血为原则,又须随时顾护胃气,根据寒热虚实的不同,或清热化湿解毒,或温化寒湿,或辅以益气养阴,或寒热并用、攻补兼施,或通涩并举,对疫毒痢除加强清热解毒外,还应视病情配合清心开窍、熄风镇痉、救逆固脱等法治疗,对噤口痢则应分虚实开噤治疗。痢疾一般预后良好,因其具传染性,故重在预防,控制传播。

妙方一　苦辛利湿方

组成:藿香梗、杏仁、茵陈各6克,炒黄芩、泽泻、通草各3克,黄连、炒黄柏各2.4克,炒苍术、厚朴、大腹皮各4.5克,滑石9克,木香1.5克。

用法:水煎,取药汁。口服,每日1剂。

功效:行气和胃,化湿止痢。适用于慢性痢疾。

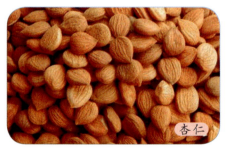

杏仁

妙方二　黄连红曲汤

组成:黄芩、黄连(姜汁炒)、白芍、炙甘草、橘红、红曲、麸炒枳壳、建莲(去皮)各3克,生麻(炒)0.6克。

用法:水煎,取药汁。每日1剂,分2次服用。

痢 疾 ★

功效：清热燥湿，行气止痢。适用于细菌性痢疾。

妙方三　解毒宽肠汤

组成：当归、杭白芍各12克，酒炒黄连、莱菔子、木香各9克，薤白15克。

用法：水煎，取药汁。口服，每日1剂。

功效：解毒宽肠。适用于细菌性痢疾。

妙方四　黄连乌梅丸

组成：乌梅（炒）、黄连（去须）各120克。

用法：上药共研为细末，炼蜜为丸，如梧桐子大小。每次服20丸，每日2次，用温米汤送服。

功效：清热止痢。适用于细菌性痢疾。

妙方五　诃藜勒散

组成：诃子肉（煨）500克。

用法：上药研为细末。每次取9克药末，每日3次，用米汤送服。

功效：收涩止痢。适用于痢疾不止。

妙方六　乌龙煎剂

组成：乌梅30克，地榆12克，山楂20克，龙胆草15克。

用法：水煎，取药汁。每日1剂，分2次服用。

功效：清热燥湿，导滞凉血，收敛止泻。适用于细菌性痢疾。

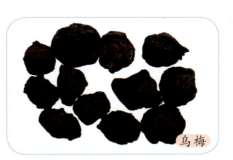

乌梅

妙方七　十味止痢汤

组成：川连3～6克，黄芩、黄柏、苦参、椿根皮各10克，煨木香、炒白芍、乌梅炭各6克，金银花炭、地榆炭各15克。

用法：上药加水，煎汁150～200毫升。每日1剂，频频饮服。

功效：清热利湿，调气和血，解毒止痢。适用于小儿急性细菌性痢疾。

疟疾

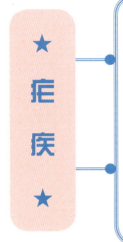

疟疾由感受疟邪、邪正交争所致，是以寒战壮热、头痛、汗出、休作有时为特征的传染性疾病，多发于夏秋季。

疟疾是一种严重危害人民健康的传染病，我国大部分地区均有流行，以南方各省发病较多。中医药对疟疾的治疗积累了丰富的经验，具有良好的疗效，尤其是现代研究发现的青蒿素，对疟疾更具有卓效，受到世界的重视。

妙方一　柴胡截疟饮

组成：柴胡10克，黄芩12克，党参15克，法半夏、常山、乌梅、槟榔、桃仁各9克，生姜6克，大枣5枚，甘草6克。

用法：水煎后汤渣一并露宿一夜，次日加温，疟未发前1～2小时服之。

功效：祛邪截疟，和解表里。适用于正疟型疟疾。症见先有呵欠乏力，继则寒栗鼓颔，寒罢则内外皆热，头痛面赤，口渴引饮，终则遍身汗出，热退身凉，舌红，苔薄白或黄腻，脉弦。间隔一日，又有相同的症状发作。故其症状特点为寒战壮热、休作有时。

妙方二　白虎加桂枝汤

组成：石膏50克，知母18克，桂枝9克，炙甘草、粳米各6克。

用法：水煎服。

功效：清热通络，调和营卫。适用于温疟型疟疾。症见寒少热多，汗出不畅，头痛，骨节酸疼，口渴引饮，尿赤便秘，舌红，苔白，脉弦数。

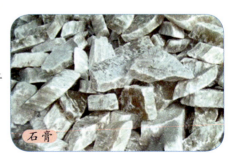

石膏

妙方三　柴胡桂枝干姜汤

组成：柴胡24克，天花粉12克，桂枝（去皮）、干姜、黄芩各9克，牡蛎（熬）、甘草（炙）各6克。

用法：煎服。1日3剂。初服微烦，复服，汗出便愈。

功效：和解少阳，温化水饮。适用于寒疟型疟疾。症见寒多热少，口不渴，胸脘痞闷，神疲体倦，舌苔白腻，脉弦。

妙方四　清瘴汤

组成：柴胡、黄芩、竹茹各12克，青蒿15克，常山9克，枳实、法半夏、益元散（冲）、黄连各9克，陈皮8克，茯苓20克，知母18克。

用法：水煎服，每日2剂。

功效：解毒除瘴，清热保津。适用于热瘴型疟疾。症见寒微热甚，或壮热不寒，头痛，肢体烦疼，面红目赤，胸闷呕吐，烦渴饮冷，大便秘结，小便热赤，甚至神昏谵语。舌质红绛，苔黄腻或垢黑，脉洪数或弦数。

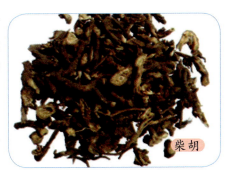

柴胡

妙方五　金不换正气散

组成：苍术、半夏各6克，陈皮4.5克，厚朴、甘草各2.4克，藿香9克。

用法：共为粗末，每次服6克，加生姜3片，大枣2枚，水煎，去渣热服。

功效：行气化湿，和胃止呕。适用于冷瘴型疟疾。症见寒甚热微，或但寒不热，或呕吐腹泻，甚则神昏不语，苔白厚腻，脉弦。

病毒性肝炎

日常生活中,人们最常见的肝炎类型为病毒性肝炎,简称肝炎。病毒性肝炎是由肝炎病毒引起,可分为甲、乙、丙、丁、戊五型,传染性较强,传播途径复杂,发病率较高。其中,乙、丙、丁三型肝炎易演变成慢性,或发展为肝硬化,并可能致癌。

病毒性肝炎属于中医"黄疸""胁痛""郁证""癥积"等范畴,治疗时宜清热利湿、调理气血、健脾和胃。

妙方一 赤芍茵黄汤

组成:赤芍60克,大黄(后下)、金钱草各30克,茵陈15克,川厚朴、枳壳各12克,当归、甘草各9克。

用法:上药(大黄除外)加水500毫升,煎至一半,下大黄。每日1剂,饭后顿服。

功效:清热解毒退黄。适用于黄疸型肝炎,湿热中阻型。

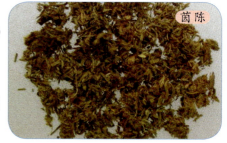
茵陈

妙方二 解毒化瘀保肝汤

组成:蒲公英、白花蛇舌草各20克,板蓝根、丹参各15克,红花5克,郁金、茜草、栀子各10克。

用法:水煎,取药汁。每日1剂,分2次服用。

功效:清热解毒,活血化瘀。适用于急性黄疸型肝炎、急性无黄疸型肝炎之瘀毒蕴结型。

妙方三　茵陈平胃汤

组成：茵陈50克，栀子、黄柏、苍术、茯苓、陈皮、川厚朴、炒麦芽各15克，生甘草5克。

用法：上药加水煎2次，滤液合并，浓缩至150毫升。每日1剂，分2次服用，每次服用75毫升，小儿酌减。

功效：清热利湿，利胆退黄，健脾和胃。适用于急性黄疸型肝炎之湿热熏蒸肝胆型。

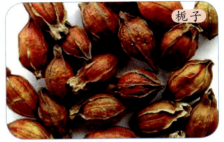
栀子

妙方四　茵陈柴金汤

组成：茵陈、白花蛇舌草各30克，柴胡9克，云苓、猪苓、郁金、厚朴各12克。

用法：水煎，取药汁。每日1剂，分2次服用。

功效：清热利湿，疏肝利胆。适用于急性病毒性肝炎，湿热交蒸，熏蒸肝胆型。

妙方五　柔肝健脾汤

组成：黄芪、茯苓各20克，党参、当归、白芍、五味子、虎杖、白术、白花蛇舌草各15克，柴胡、木香（后下）、炙甘草各10克，生薏苡仁30克。

用法：上药加水煎2次，混合两煎所得药汁。每日1剂，分早、晚服用。1个月为1个疗程。

功效：扶正祛邪，健脾柔肝，清热解毒。适用于乙肝"大三阳"，症见胁痛、肝区压痛、纳差、恶心、全身乏力、尿黄，或出现黄疸。

妙方六　茵陈败酱草汤

组成：茵陈、败酱草各30～90克，板蓝根20克，焦白术12克，猪茯苓、紫丹参、车前子各15克，泽泻10克，炒麦芽30克，大黄5克。

用法：水煎，取药汁。每日1剂，分2次服用。

功效：清热解毒，利胆退黄。适用于急性肝炎之湿热蕴结型。

脂肪肝

根据肝细胞内脂滴大小不同,脂肪肝可分为大泡型脂肪肝和小泡型脂肪肝两大类。造成脂肪肝的原因很多,肥胖是一个重要原因,营养素摄入不足也会引起脂肪肝。酗酒、糖尿病、肝炎病人吃糖过多等原因都会引起脂肪肝。临床主要症状为短期内体重迅速增加,食欲亢进,肢体沉重,大便溏,甚则黏滞不爽,脉沉或沉滑,舌质偏暗,苔多见白腻。治疗时宜清热利湿、行气活血、化痰降浊、舒肝利胆。

妙方一 加味当归芍药散

组成:泽泻45克,茯苓15克,白术12克,当归6克,川芎12克,赤芍6克,陈皮12克,半夏6克,炙甘草3克。

用法:水煎服。每日1剂。

功效:化痰祛湿,疏肝健脾。适用于脂肪肝。

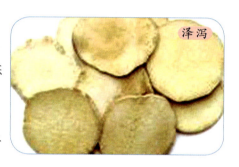

泽泻

妙方二 参芪茵陈汤

组成:丹参、黄芪、茵陈各30克,柴胡、当归、鸡血藤15克,白术、牛膝、泽泻、山楂、枸杞子、淫羊藿、枳壳、黄皮各10克,生大黄(后下)9克。

用法:水煎,取药汁。每日1剂,分2次服用。连服2~4个月。

功效:健脾补肾,活血通络,行气化湿。适用于脂肪肝。

妙方三 降脂益肝汤

组成:泽泻20~30克,生何首乌、决明子、丹参、黄精各15~20克,生山楂30克,虎杖12~15克,大荷叶15克。

用法:水煎,取药汁。每日1剂,分2次服用。连服4月为1个疗程。

功效:降脂益肝,清热利湿,活血化瘀。适用于脂肪肝。

妙方四 平肝活血复肝汤

组成：山楂肉、决明子各30克，丹参20克，乌梅、夏枯草、生槐花、板蓝根各15克，赤芍、当归、郁金、苦参、半枝莲、枯白矾各10克，土茯苓、连翘各12克，青黛6克。

用法：水煎40分钟，取药汁。每日1剂，分2次服用。

功效：平肝解郁，活血消瘀。适用于脂肪肝。

妙方五 青皮红花饮

组成：青皮、红花各10克。

用法：将青皮、红花去杂质，洗净，青皮晾干后切成丝，与红花同入砂锅，加水浸泡30分钟，煎煮30分钟，用洁净纱布过滤，去渣取汁即成。代茶饮，可连续冲泡3～5次，当日饮完。

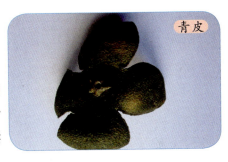

青皮

功效：疏肝解郁，行气活血。适用于肝郁气滞型脂肪肝。

妙方六 祛湿化痰复肝汤

组成：茵陈、白蔻仁、厚朴花、泽兰叶、郁金、金钱草、决明子、生槐花各15克，土茯苓20克，生薏苡仁、山楂肉、丹参各30克。

用法：水煎30分钟，取药汁。每日1剂，分2次服用。

功效：祛湿化痰，行气活血。适用于脂肪肝。

妙方七 陈皮决明子饮

组成：陈皮10克，决明子20克。

用法：将陈皮拣去杂质，洗净后晾干或烘干，切碎，备用。将决明子洗净，敲碎，与切碎的陈皮同放入砂锅，加水浓煎2次，每次20分钟，过滤，合并2次滤汁，再用小火煨煮至300毫升即成。代茶饮，可连续冲泡3～5次，当日饮完。

功效：燥湿化痰，清肝降脂。适用于肝郁气滞型脂肪肝。

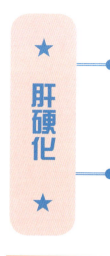

肝硬化

肝硬化是一种常见的由不同病因引起的慢性进行性、弥漫性肝脏疾病。其病理特征为肝细胞变性、坏死、结节性再生，纤维组织增生，假小叶形成，肝结构紊乱，以致影响肝内正常血流，使血液循环不畅。治疗时要分清气滞、血瘀、湿热及寒湿的偏盛，分别采取行气活血、破瘀逐水、清热化湿、温化寒湿及健脾利水等法，同时还需注意攻补兼施。

妙方一　黄芪丹参黄精汤

组成：黄芪、丹参各20～30克，黄精、鸡内金（研末冲服）、板蓝根、连翘、败酱草各15～20克，白术、茯苓、郁金、当归、女贞子各12～15克，紫河车（装胶囊吞服）2～5克。

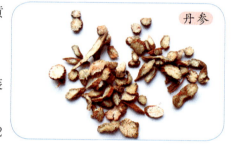

丹参

用法：水煎，取药汁。每日1剂，分2次服用。

功效：益气养阴，解毒消积。适用于早期肝硬化。

妙方二　理气通络利水汤

组成：茵陈20克，丹参、郁金、木通、地龙、七叶一枝花、连翘、白术、柴胡各10克，板蓝根、厚朴各15克，生黄芪、白茅根、王不留行各30克，熟大黄6克。

用法：水煎30分钟，取药汁。每日1剂，分2次服用。

功效：理气活血，通络利水。适用于肝硬化腹水。

妙方三　加减三甲散

组成：当归、白术、青蒿各12克，白芍、茯苓各15克，炮山甲、砂仁、甘草各6克，鳖甲、龟板、僵蚕各10克，丹参、生牡蛎各30克。

用法：水煎服。

功效：通络消瘀，清热养血。适用于肝硬化。

妙方四　清热利胆退黄汤

组成：茵陈50克，金钱草、白茅根各30克，郁金、丹参、栀子、大黄、木通各10克，黄柏20克，滑石粉15克。

用法：先煮茵陈15分钟，取药汁，再合煮其他的药材30分钟，取药汁。将分煎的药汁混合。每日1剂，分2次服用。

功效：清热祛湿，利胆退黄。适用于胆汁型肝硬化。

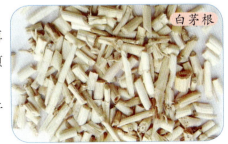
白茅根

妙方五　滋补肝肾治臌汤

组成：生地黄、郁金各10克，山药12克，丹参、石斛各30克，牡丹皮、泽泻、女贞子各9克，楮实子20克，白茅根、车前子、冬瓜皮、山茱萸各15克。

用法：水煎60分钟，取药汁。每日1剂，分2次服用。

功效：滋补肝肾，利水消臌。适用于肝硬化腹水。

妙方六　理气除胀治臌汤

组成：柴胡、枳壳、郁金、大腹皮各9克，木香、沉香各6克，丹参、连翘、车前子各15克，厚朴12克，白术、白芍各10克。

用法：水煎20分钟，取药汁。每日1剂，分2次服用。

功效：疏肝理气，除湿散满。适用于门脉性肝硬化。

妙方七　软肝利水汤

组成：丹参、白茅根各60克，猪苓、茯苓各20克，木通、大腹皮、陈皮、莱菔子各10克，茵陈15克，木香6克，甘草3克。

用法：上药水煎3次，混合三煎所得药汁，共取浓缩药汁250毫升。每日1剂，分2次服用。

功效：疏肝行气，利水活血。适用于肝硬化腹水。

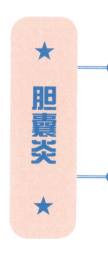

胆囊炎

胆囊炎是胆囊发生炎症病变，有急性和慢性之分。症状主要表现为：右上腹疼痛，急性且疼痛剧烈者可放射至肩部；腹痛发生12～24小时后会产生不同程度的黄疸；患者食欲不振，尤其是不喜食油腻之物；急性胆囊炎会发热，体温在38.5℃以上。

临床治疗多以清热解毒、祛湿泄浊、疏肝利胆、活血消积、通腑导滞等法为主。内外合治，中西结合，对改善病情和配合手术治疗有较好疗效。

妙方一　疏肝利胆汤

组成：柴胡、枳壳、赤芍、木香、黄芩、鸡内金、郁金、川厚朴、山楂各10克，黄连6克，生甘草、熟大黄各8克。

用法：先泡后煎，每剂煎2次，将2次煎出的药液混合。每日1剂，分2次温服。

功效：疏肝行气，化瘀消积。主治急、慢性胆囊炎，症见胁痛、脘胀、口干口苦、纳呆便秘、厌油作呕，甚至恶寒发热、黄疸、舌苔黄腻、脉弦。

妙方二　大柴胡汤

组成：柴胡24克，黄芩、芍药、半夏、枳实各9克，大黄6克，大枣4枚，生姜15克。

用法：水煎，取药汁。每日1剂，分2次服用。

功效：和解少阳，缓急止痛。适用于胆囊炎引起的胆绞痛。

妙方三　二金公茵胆汁汤

组成：茵陈、金银花各60克，蒲公英、连翘各40克，赤芍30克，柴胡、鸡内金、黄芩、大黄、姜半夏、生甘草各10克，猪胆汁2克。

用法：水煎服。每日1剂，分2次服用。

功效：清热解毒，降逆和胃，疏肝利胆，通腑利湿。适用于急性胆囊炎。

妙方四　清胆解毒汤

组成：败酱草30克，枳实、郁金、木香各10克，黄芩15克，黄连5克，全瓜蒌20克。

用法：水煎，取药汁。每日1剂，分2次服用。

功效：清热解毒，活血祛瘀，行气止痛，利胆杀菌。适用于急性胆囊炎。

妙方五　柴胡芩芍汤

组成：柴胡、黄芩各15克，大黄、芍药、法半夏、芒硝各10克，金钱草、虎杖各30克，枳实12克，生姜2片，大枣3枚。

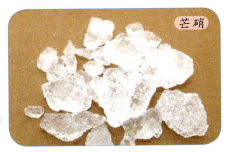

用法：水煎，取药汁。每日2剂，4次分服。

功效：通里攻下，和解少阳。适用于急性胆囊炎。

妙方六　胆囊消炎汤

组成：金钱草、炒薏苡仁各40克，黄芩、青皮、陈皮、枳壳、木香、紫苏梗各10克，槟榔、大黄、郁金、炒白芍各15克，川芎、罂粟壳各6克，川楝子、延胡索各12克，炙甘草8克。

用法：水煎3次，取药汁混合。每日1剂，分3次服用。服药后患者排便次数每日1～2次。

功效：疏肝行气，化瘀止痛，清热利湿。适用于急慢性胆囊炎。

妙方七　加减桃核承气汤

组成：大黄、黄芩、黄连、枳实各6克，桃仁20克，桂枝15克，甘草6克。上药加水煎2次，取药汁混合。每日1剂，分2次服用，急性者每6小时服1次。

功效：活血祛瘀，利胆导滞。适用于急慢性胆囊炎。

妙方八　利胆止痛汤

组成：醋炒白芍、炙甘草60～120克，藕节15～30克，白矾10～15克。

用法：上药加水800毫升，煎取药汁500毫升。每日1剂，分2次服用。

功效：疏利肝胆，缓急止痛。适用于急慢性胆囊炎。

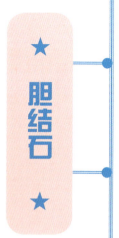

胆结石

胆结石是沉积在胆囊中的结晶状物,它们可大可小,可坚硬也可柔软,数量可能是一个,也可能是数个。一般情况下,胆结石没有什么症状,只有它游离到胆囊管,阻塞胆汁流动时,才会引起人的不适。胆石症典型的症状是腹痛,可伴有恶心、消化不良和发热。疼痛起因于胆囊收缩,常在进餐1小时之内或是在半夜发生。

结石也可梗阻在将胆汁引流入小肠的胆总管。一旦这种情况发生,那么往往会引起炎症或感觉。持续时间长了,就会出现肝脏损害和肝功能衰竭,还可以出现胰腺炎。

胆结石的发病率有"重女轻男"的现象,女性患者远远高于男性。另外,这种病还常见于40岁以上的肥胖者。

妙方一 加减三仁汤

组成:白蔻仁6克,苦杏仁12克,薏苡仁、大腹皮各20克,竹叶10克,通草5克,半夏15克,滑石30克。

用法:水煎,取药汁。口服,每日1剂。

功效:利尿祛湿,行气排石。适用于胆结石,症见右胁下郁闷不舒,头痛身重,胸痞不饥,舌白不渴,脉濡。

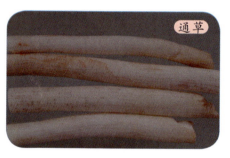

通草

妙方二 小柴胡汤

组成:柴胡24克,人参、黄芩、半夏、炙甘草、生姜各9克,大枣4枚。

用法:水煎,取药汁。口服,每日1剂。

功效:和解少阳。适用于胆结石,症见胸胁胀满疼痛,心烦喜呕,往来寒热,口苦咽干,不思饮食,目眩,脉弦。

妙方三 逍遥散

组成:甘草4.5克,当归、白茯苓、白芍、白术、柴胡各9克。

用法:加生姜3片,薄荷6克,水煎服;丸剂,每服6~9克,日服2次。

功效:疏肝解郁,养血健脾。适用于胆结石。

妙方四　舒肝解毒汤

组成：柴胡、陈皮、青皮、石斛各20克，黄芩、三棱各10克，金钱草、金银花、蒲公英各25克，白芍、连翘各15克。

用法：水煎，取药汁。每日1剂，分2次服用。

功效：舒肝，解毒，化石。适用于肝胆气郁、湿热蕴结导致的胆结石。

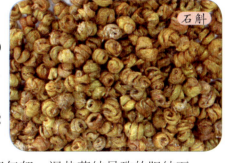
石斛

妙方五　甘露消毒丹

组成：滑石45克，石菖蒲18克，茵陈35克，川贝母、木通各15克，黄芩30克，藿香、射干、连翘、薄荷、白豆蔻各12克。

用法：上药共研为细末。用开水冲服，每次9克，每日2次。

功效：清热解毒，利湿泌浊。适用于胆结石合并急性胆囊炎，症见右胁下胀闷痛，胸腹鼓满，皮肤黄染，口渴呕吐，小便短赤。

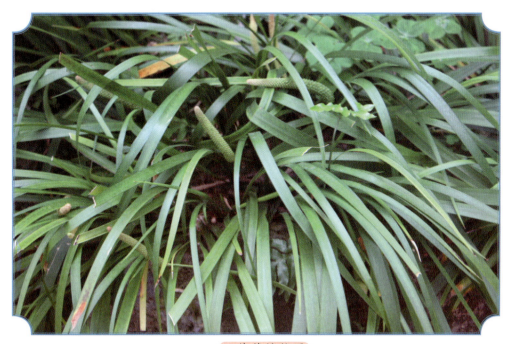
石菖蒲植物图

肾炎

肾炎是肾脏疾病中最常见的一种，指两侧肾脏出现非化脓性的炎性病变。根据病情发展的快慢，肾炎可分为急性肾炎、慢性肾炎两种。急性肾炎是乙型溶血性链球菌等致病源感染后引起的一种全身变态反应性疾病，临床上以全身浮肿、尿少、血尿、蛋白尿等为主要症状，可引起血压升高。慢性肾炎的临床症状表现为蛋白尿、血尿、水肿、高血压等，病程漫长，有的可达数十年之久，治疗困难，大多渐变为慢性肾功能衰竭，最终使肾受实质性损害，患者也会出现贫血、心衰等。

中医把肾炎归于水肿病，认为本病与肺、脾、肾三脏器有关，治疗时以健脾补肾、宣肺利水、清热祛湿为原则。

妙方一　安肾汤

组成：黄芪、薏苡仁、金钱草、金银花各30克，白术、枸杞子、菟丝子、茯苓、鸡血藤各20克，甘草、防风、蝉蜕各10克，麻黄5克。

用法：上药加水煎2次，混合两煎所得药汁。每日1剂，每日2次。

功效：宣肺气，健脾气，补肾气。适用于急性、慢性肾炎，症见水肿、蛋白尿、尿量减少。

妙方二　黄芪薏苡仁汤

组成：黄芪、薏苡仁、白茅根、白花蛇舌草、益母草各30克，白扁豆、茯苓、丹参各15克，白术、防己、黄柏、淫羊藿各10克。

用法：上药加水煎2次，混合两煎所得药汁备用。每日1剂，分上、下午服用。

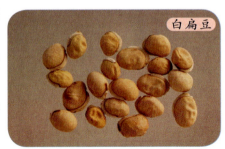
白扁豆

功效：健脾补肾，清热祛湿，活血化瘀。适用于慢性肾炎、肾病综合征。

妙方三　解毒祛瘀利水方

组成：金银花、蒲公英、白花蛇舌草、丹参、车前子、蝉蜕各10克，益母草、白茅根各15克，赤小豆30克。

用法：水煎，取药汁。每日1剂，分2次服用。

功效：清热解毒，活血祛瘀，利水消肿。适用于急性肾炎。

妙方四　补气滋阴方

组成：黄芪12～40克，党参12～15克，白茅根15克，麦冬、生地黄、地骨皮、玄参、炒白芍、阿胶、泽泻各6～12克。

用法：水煎，取药汁。每日1剂，分2次服用。

功效：补虚扶正，益气滋阴。适用于急性肾炎。

妙方五　参芪草汤

组成：太子参、丹参各20克，黄芪、白花蛇舌草、益母草、车前草、白术、怀山药、生地黄、菟丝子、川续断、泽泻各15克，甘草10克。

用法：上药加水煎2次，混合两煎所得药汁备用。每日1剂，分2次服用。3个月为1个疗程。

功效：扶正祛邪，固本消肿。适用于急性、慢性肾炎。

妙方六　活血祛风汤

组成：金银花、连翘、野菊花、赤芍各6～9克，淡竹叶4～6克，丹参、车前草各9～12克，白茅根12～15克，蝉蜕3～5克，生甘草3克。

用法：水煎2次，取药汁100～200毫升。每日1剂，分4次服用。

功效：清热活血，祛风行水。适用于急性肾炎。

妙方七　地龙猪苓敷脐方

组成：地龙、猪苓各30克，葱汁适量。

用法：取以上3味共捣为膏。敷于脐部，然后用消毒纱布覆盖，再用胶布固定，每日换药1次。

功效：清热利水消肿。适用于小儿肾炎。

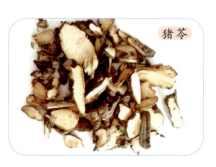
猪苓

肾结石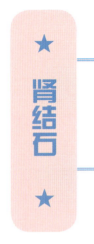

中医把肾结石归于"淋症"范畴,因一些患者常可从尿道中排出小结石,所以称为石淋。治疗时,有清热、利湿、通淋、排石等多种方法。

妙方一 石韦散

组成:通草、石韦(去毛)、滑石、甘草(炙)、当归各60克,王不留行30克、白术、瞿麦、芍药、葵子各90克。

用法:上10味,捣筛为散。每次以麦粥清送服1~3克,日3服。

功效:清热利水,活血通淋。适用于肾结石,症见尿中时夹砂石,小便艰涩,或排尿时突然中断,尿道窘迫疼痛,少腹拘急,或腰腹绞痛难忍,痛引少腹,连及外阴,尿中带血,舌红,苔薄黄。若病久砂石不去,可伴见面色少华,精神委顿,少气乏力,舌淡边有齿印,脉细而弱;或腰腹隐痛,手足心热,舌红少苔,脉细数。

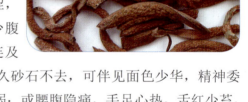
石韦

妙方二 猫须草汤

组成:猫须草鲜品20克。
用法:上药洗净,水煎,取汁。内服,每日3次。
功效:清热去湿,排石利水。适用于肾结石。

妙方三 草珊瑚汤

组成:草珊瑚30克。
用法:水煎,取药汁。每日1剂,分2次服用。

功效：清热解毒，活血消肿，消炎止痛。适用于肾结石。

妙方四　温阳利水汤

组成：肉桂、吴茱萸各3克，补骨脂、续断各9克，泽泻、车前草各30克。

用法：上药加水煎2次，混合两煎所得药汁，备服。每日1剂，分2次服用。15日为1个疗程。

功效：温阳，利水，排石。适用于肾结石。

妙方五　化瘀排石汤

组成：三棱、莪术、赤芍各15克，穿山甲、皂角刺、川牛膝、青皮各9克，厚朴、乳香、没药各6克，金钱草30克。

用法：上药加水500毫升，煎至200毫升，取药汁。每日1剂，分2次饭后服用。

功效：活血化瘀，行气散结，利尿排石。适用于肾结石。

妙方六　金血汤

组成：金钱草、大枣各18克，血琥珀、沉香各3克，锦大黄6克，木通、冬葵子、生地黄各12克，当归尾9克。

用法：上药加水1000毫升，煎至300毫升，即成。每日1剂，分2次服用。

功效：清热利湿，解毒排石。适用于肾结石。

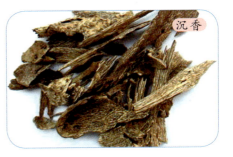

沉香

妙方七　鸡内金方

组成：鸡内金150克。

用法：将鸡内金焙干，研为细末备用。每日早晨空腹时，取鸡内金粉15克，以300毫升沸水冲泡，15分钟后饮用，顿服。喝完后，慢跑步，以助排石。

功效：理气化湿，通淋化石。适用于多发性肾结石。

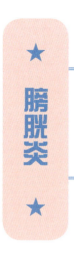

膀胱炎

膀胱炎指膀胱因细菌感染发炎，是泌尿系统的一种常见疾病。可分为急性和慢性两种，急性膀胱炎发病突然，排尿时尿道有烧灼痛，尿频且尿急，每小时可达5～6次之多，只是每次尿量不多，甚至只有几滴，严重时可发生尿失禁现象。尿液混浊，或出现血尿。急性膀胱炎治疗不彻底，会转为慢性膀胱炎。这时，尿频、尿急、尿痛症状长期存在，时有时无，反复发作，但症状较急性轻微。

为什么会感染膀胱炎呢？主要原因是细菌从尿道口进入膀胱；另一种情况是与肾脏炎症有关，细菌随尿液经输尿管进入膀胱；还有一种情况是膀胱造瘘后与外界皮肤直接相通，细菌经瘘管直接侵入膀胱引起感染。

妙方一 三草花石汤

组成：金钱草、车前草各30克，金银花15克，滑石18克，甘草3克。

用法：上药加水，浓煎至1碗，滤渣取汁，备服。每日1剂，分2次温服，每次半小碗。

功效：清热解毒，利尿通淋。适用于急性膀胱炎，症见尿频、尿急、尿痛。

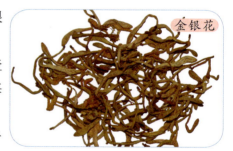

金银花

妙方二 蝼蛄汤

组成：鲜荷叶2片，蝼蛄4只。

用法：水煎，取药汁。口服，每日1剂。

功效：清热解毒，利水消肿。适用于膀胱炎。

妙方三 木蝴蝶汤

组成：木蝴蝶（鲜品）50克，黑面神（鲜品）40克。

用法：上药洗净切片，水煎，取药汁，备服。每日1剂，分3次服用。

功效：消火利尿。适用于膀胱炎。

妙方四　青金竹叶汤

组成：青金竹叶15克，生石膏（先煎）30克。

用法：上药分别研碎，生石膏加水先煎，再放入鲜青金竹叶，煎取药汁即成。每日1剂，分3次服用。

功效：消炎止痛，利尿消肿。适用于急慢性膀胱炎。

妙方五　一把篾汤

组成：一把篾30克。

用法：水煎，取药汁。每日1剂，分2次服用。

功效：活血祛瘀，清热利尿。适用于膀胱炎。

妙方六　小蓟汤

组成：小蓟30克，藕节、山药各20克，生地黄、当归、甘草、滑石（包煎）各10克，连翘15克。

用法：水煎，取药汁。顿服，每日1剂。

功效：消炎除肿。适用于急性膀胱炎。

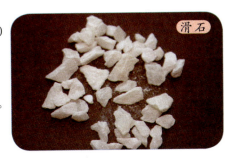
滑石

妙方七　茴铃汤

组成：小茴香、金铃子、泽泻、猪苓、木通、云茯苓各6克，桂枝、白术各3克，牛膝9克。

用法：水煎，取药汁。顿服。

功效：消肿止痛。适用于膀胱炎。

妙方八　马木汤

组成：马鞭草20克，木贼草10克。

用法：水煎，取药汁。每日1剂，分2次服用。

功效：清热解毒，利湿通淋。适用于急性膀胱炎。

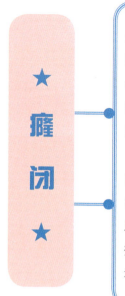

癃闭

癃闭是由于肾和膀胱气化失司导致的以排尿困难,全日总尿量明显减少,小便点滴而出,甚则闭塞不通为临床表现的一种病症。其中以小便不利,点滴而短少,病势较缓者称为"癃";以小便闭塞,点滴全无,病热较急者称为"闭"。癃和闭虽有区别,但都是指排尿困难,只是轻重程度上的不同,因此多合称为癃闭。

癃闭的辨证以辨虚实为主,其治疗应据"六腑以通为用"的原则,着眼于通。但通之之法,因证候的虚实而异。实证治宜清湿热,散瘀结,利气机而通利水道;虚证治宜补脾肾,助气化,使气化得行,小便自通。同时,还要根据病因病机,病变在肺、在脾、在肾的不同,进行辨证论治,不可滥用通利小便之品。内服药物缓不济急时,应配合导尿或针灸以急通小便。

妙方一 前列复元饮

组成:杜仲、山茱萸、丹参、赤芍、桃仁、红花、王不留行、泽兰、黄柏、延胡索、茯苓各10克,瞿麦15克。

用法:每日1剂,水煎,分3次温服。禁饮酒及食发物,节制房事。

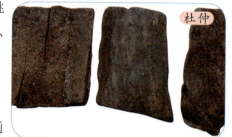
杜仲

功效:强肾活血,通络消瘀,清热通关利尿。主治癃闭。症见小腹胀痛,痛及会阴,小便淋沥不爽,甚或癃闭不通,舌瘀暗,苔白黄,脉缓涩或沉弦硬。

妙方二 三黄桂甲汤

组成:黄芪、生地黄各30克,党参、车前子各20克,穿山甲、王不留行、赤芍各15克,大黄(后下)10克,升麻、柴胡各6克,琥珀末(冲服)5克,肉桂3克。

用法:上药加水煎2次,首煎前先将药材浸泡半个小时。混合两煎所得药汁,备用。每日1剂,分上、下午服用。10剂为1个疗程。

功效:益气健脾,滋阴温阳,宣肺清热,活血化瘀。适用于癃闭所致的排尿困难,尿潴留。

癃闭

妙方三　启癃汤

组成：肉苁蓉30克，泽泻20克，当归、王不留行、炮山甲、牛膝、车前子各15克，黄柏、大黄（后下）、知母、枳壳、淫羊藿、石菖蒲各10克，桔梗6克，琥珀末（冲服）5克，肉桂（冲焗）3克。

用法：上药加水煎2次，首煎前先将药材浸泡半个小时。混合两煎所得药汁，备用。每日1剂，分上、下午服用。

功效：补肾温阳，清热泻火，宣肺利水，活血化瘀。适用于癃闭。

妙方四　保元通闭汤

组成：生黄芪100克，滑石、琥珀各30克。

用法：生黄芪、滑石两味加水先煎，煎2次，取两煎所得药液和匀，再将琥珀研粉兑入，即成。每日1剂，分2次空腹服下。

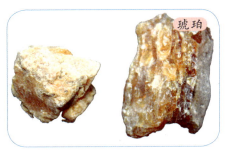
琥珀

功效：益气扶正，祛瘀通闭。适用于癃闭。

妙方五　老人癃闭汤

组成：党参24克，黄芪30克，茯苓、萆薢、王不留行各12克，莲子18克，车前子15克，吴茱萸5克，肉桂、白果、甘草各9克。

用法：水煎，取药汁。每日1剂，分2次服用。

功效：益气健脾，温肾补阳。适用于老年癃闭。

妙方六　补肾祛瘀汤

组成：菟丝子、山茱萸、王不留行、覆盆子、牛膝各15克，牡蛎（先煎）30克，黄柏10克，肉桂（冲焗）3克。

用法：上药加水煎2次，每次小火煎取药汁150毫升，混合两次所得药汁共300毫升。每日1剂，分2次服用。

功效：补肾祛瘀，清热活血。适用于癃闭。

奇方妙药精粹

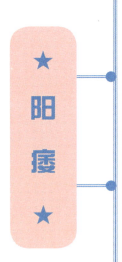

★ 阳痿 ★

阳痿是指青壮年男子阴茎痿弱不起，临房举而不坚，或坚而不能持久的病症。阳痿的病因虽然复杂，但以房劳太过，频犯手淫为多见。病位在肾，并与脾、胃、肝关系密切。本病主要是由于命门火衰、心脾受损、恐惧伤肾、肝郁不舒、湿热下注等导致宗筋失养而弛纵。辨证要点主要是辨别有火无火及分清脏腑虚实。阳痿的治疗主要从病因病机入手，属虚者宜补，属实者宜泻，有火者宜清，无火者宜温。命门火衰者，应温肾壮阳，滋肾填精，忌纯用刚热燥涩之剂，宜选用血肉有情温润之品；心脾受损者，补益心脾；恐惧伤肾者，益肾宁神；肝郁不舒者，疏肝解郁；湿热下注者，苦寒坚阴，清热利湿。节制房事，戒除手淫，调节好情志，都是重要的辅助治疗措施。

妙方一　归脾汤

组成：人参、木香各9克，白术、茯神（去木）、黄芪、龙眼肉、酸枣仁（炒）各18克，甘草（炙）6克，当归、蜜远志各3克。

用法：每服12克，加生姜、大枣，水煎服。每日1剂。

功效：益气补血，健脾养心。适用于心脾受损型阳痿。症见阳事不举，精神不振，夜寐不安，健忘，胃纳不佳，面色少华，舌淡，苔薄白，脉细。

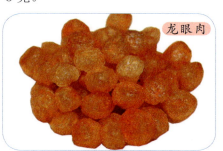

龙眼肉

妙方二　大补元煎

组成：熟地黄9克，人参、炒山药、杜仲、当归、枸杞子各6克，山茱萸、炙甘草各3克。

用法：水煎服。每日1剂。

功效：益肾宁神。适用于恐惧伤肾型阳痿。症见阳痿不举，或举而不坚，胆怯多疑，心悸易惊，夜寐不安，易醒，苔薄白，脉弦细。

妙方三 逍遥散

组成：柴胡、当归、白芍、白术、白茯苓各9克，炙甘草4.5克。

用法：上药共为细末，每服6～12克，用生姜、薄荷少许煎汤冲服，每日3次；若作汤剂，用量按原方比例酌减。

功效：疏肝解郁，养血健脾。适用于肝郁不舒型阳痿。症见阳痿不举，情绪抑郁或烦躁易怒，胸脘不适，胁肋胀闷，食少便溏，苔薄，脉弦。有情志所伤病史。

妙方四 龙胆泻肝汤

组成：龙胆草、木通、柴胡、生甘草各6克，黄芩、栀子、车前子、生地黄各9克，泽泻12克，当归3克。

用法：水煎服；或制成丸剂，名龙胆泻肝丸，每服6～9克，温开水送下，每日2次。

车前子

功效：清肝胆实火，泻下焦湿热。适用于湿热下注型阳痿。症见阴茎痿软，阴囊湿痒臊臭，下肢酸困，小便黄赤，苔黄腻，脉濡数。

妙方五 壮阳起痿丸

组成：潞党参、炒白术、枸杞子、冬虫夏草、熟地黄、阳起石、净韭子各12克，制鳖甲、制龟板各30克，杜仲、炙锁阳、淫羊藿、当归身、川续断、肉苁蓉、骨碎补、紫河车、炙甘草各9克，菟丝子15克。

用法：上药分别研成细末，然后混合在一起，炼蜜为丸，如梧桐子大，金铂为衣。每日3次，每次3～6克。1个月为1个疗程。

功效：益肾壮阳。适用于阳痿。

★ 遗精 ★

本病是指以不因性生活而精液频繁遗泄为临床表现的病症。有梦而遗精者，称为梦遗；无梦而遗精，甚至清醒时精液自出者，称为滑精。本病的发病因素比较复杂，主要有房事不节，先天不足，用心过度，思欲不遂，饮食不节，湿热侵袭等。遗精的病位主要在肾和心，并与肝、脾密切相关。病机主要是君相火旺，扰动精室；湿热痰火下注，扰动精室；劳伤心脾，气不摄精；肾精亏虚，精关不固。辨证要点以辨脏腑及辨虚实为主。本病应结合脏腑，分虚实而治，实证以清泄为主，心病者兼用安神；虚证以补涩为主，属肾虚不固者，补肾固精；劳伤心脾者，益气摄精。平时应注意调摄心神，排除杂念，以持心为先，同时应节制房事，戒除手淫。

妙方一 程氏萆薢分清饮

组成：川萆薢6克，黄柏（炒褐色）、石菖蒲各2克，茯苓、白术各3克，莲子心2克，丹参、车前子各4.5克。

用法：水煎服。每日1剂。

功效：清热利湿，分清泌浊。适用于湿热下注型遗精。症见遗精频作，或有梦或无梦，或尿时有少量精液外流，小便热赤浑浊，或尿涩不爽，口苦或渴，心烦少寐，口舌生疮，大便溏臭，或见脘腹痞闷，恶心，苔黄腻，脉濡数。

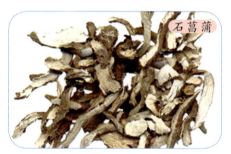
石菖蒲

妙方二 妙香散

组成：麝香（别研）3克，木香（煨）75克，山药（姜汁炙）、茯神（去皮、木）、茯苓（去皮，不焙）、黄芪、远志（去心，炒）各30克，人参、桔梗、甘草（炙）各15克，朱砂（别研）9克。

用法：上为细末。每服6克，温酒调服，不拘时候。

功效：补气宁神，行气开郁。适用于劳伤心脾型遗精。症见劳累则遗精，心悸不宁，失眠健忘，面色萎黄，四肢困倦，食少便溏，舌淡，苔薄白，脉细弱。

加减：若中气不升，可加升麻、柴胡，或改用补中益气汤以升提中气。

妙方三 三才封髓丹

组成：天冬、熟地黄、人参各15克，炙甘草23克，缩砂仁45克，黄柏90克。

用法：共研细面，制为糊丸，如梧桐子大。每服50丸，用肉苁蓉15克切作片子，酒1大盏，浸1宿，次日煎3～4沸，去渣，送下前丸，空腹时服。

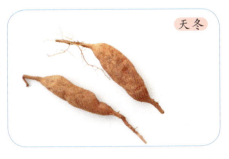
天冬

功效：补肾泻火、固精。适用于君相火旺型遗精。症见少寐多梦，梦中遗精，伴有心中烦热，头晕目眩，精神不振，倦怠乏力，心悸不宁，善恐健忘，口干，小便短赤，舌质红，脉细数。

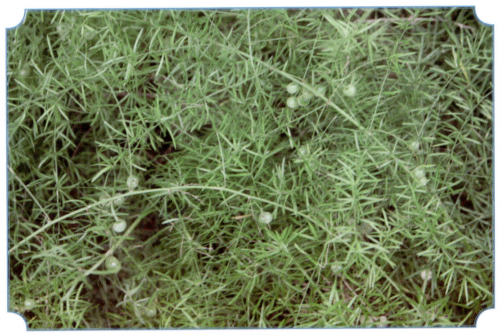
天冬植物图

鼻衄

鼻腔出血,称为鼻衄。多由火热迫血妄行所致,其中肺热、胃热、肝火为常见。另有少数病人,可由正气亏虚、血失统摄引起。

鼻衄可因鼻腔局部疾病及全身疾病而引起。鼻衄主要由某些传染病、发热性疾病、血液病、风湿热、高血压、维生素缺乏症、化学药品及药物中毒等所致。

妙方一　桑菊饮

组成:桑叶7.5克,菊花3克,杏仁、苦桔梗、苇根各6克,连翘5克,薄荷、生甘草各2.5克。

用法:水煎,温服。每日1剂,日服2次。

功效:疏风清热,宣肺止咳。适用于热邪犯肺型鼻衄。症见鼻燥衄血,口干咽燥,或兼有身热、咳嗽痰少等,舌质红,苔薄,脉数。

妙方二　玉女煎

组成:石膏9~15克,熟地黄9~30克,麦冬6克,知母、牛膝各5克。

用法:水煎服。每日1剂。

功效:清胃滋阴。适用于胃热炽盛型鼻衄。症见鼻衄,或兼齿衄,血色鲜红,口渴欲饮,鼻干,口干臭秽,烦躁,便秘,舌质红,苔黄,脉数。

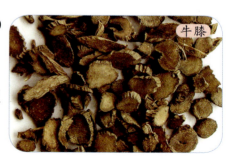
牛膝

咯血

血由肺及气管外溢，经口而咯出，表现为痰中带血，或痰血相兼，或纯血鲜红，间夹泡沫，均称为咳血，亦称为嗽血或咯血。

多种杂病及温热病都会引起咯血。内科范围的咯血，主要见于呼吸系统的疾病，如支气管扩张、急性气管炎、支气管炎、慢性支气管炎、肺炎、肺结核、肺癌等。温热病中的风温、暑温都会导致咯血。

妙方一　桑杏汤

组成：桑叶、象贝、淡豆豉、栀皮、梨皮各3克，杏仁4.5克，沙参6克。

用法：水煎服。

功效：清热润肺，宁络止血。适用于燥热伤肺咯血。症见喉痒咳嗽，痰中带血，口干鼻燥，或有身热，舌质红，少津，苔薄黄，脉数。

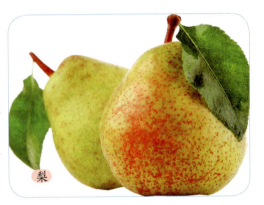

梨

妙方二　百合固金汤

组成：百合、麦冬、贝母各6克，熟地黄、生地黄、当归各9克，桔梗、白芍、甘草、玄参各3克。

用法：水煎服。

功效：滋养肺肾，止咳化痰。适用于阴虚肺热型咯血。症见咳嗽痰少，痰中带血或反复咳血，血色鲜红，口干咽燥，颧红，潮热盗汗，舌质红，脉细数。

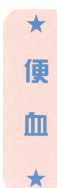

便血

便血系胃肠脉络受损,出现血液随大便而下,或大便显柏油样为主要临床表现的病症。

便血均由胃肠之脉络受损所致。内科杂病的便血主要见于胃肠道的炎症、溃疡、肿瘤、息肉、憩室炎等。

妙方一　槐角丸

组成:槐角(去枝梗,炒)20克,防风(去芦)、地榆、当归(酒浸一宿,焙)、黄芩、枳壳(去瓤,麸炒)各10克。

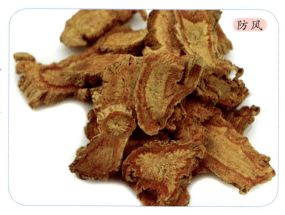

防风

用法:上为末,酒糊丸如梧桐子大。每服9克,米汤饮下,不拘时候。

功效:清肠止血,凉血止血,清热除湿。适用于肠道湿热型便血。症见便血色红,大便不畅或稀溏,或有腹痛,口苦,舌质红,苔黄腻,脉濡数。

妙方二　黄土汤

组成:灶心土30克,白术、附子(炮)、干地黄、阿胶、黄芩、甘草各9克。

用法:先将灶心土水煎过滤取汤,再煎余药。

功效:温阳健脾,养血止血。适用于脾胃虚寒型便血。症见便血紫暗,甚则黑色,腹部隐痛,喜热饮,面色不华,神倦懒言,便溏,舌质淡,脉细。

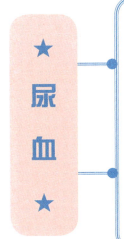

小便中混有血液，甚或伴有血块的病症，称为尿血。随出血量多少的不同，而使小便呈淡红色、鲜红色，或茶褐色。

以往所谓尿血，一般均指肉眼观察到的血尿而言。但随着检测手段的进步，出血量微小，用肉眼不易观察到而仅在显微镜下才能发现红细胞的"镜下血尿"，现在也应包括在尿血之中。

妙方一　小蓟饮子

组成：生地黄、小蓟、滑石、木通、蒲黄、藕节、淡竹叶、当归、栀子、甘草各等份（各9克）。

用法：作汤剂，水煎服，用量据病证酌情增减。

功效：凉血止血，利水通淋。适用于下焦湿热型尿血。症见小便黄赤灼热，尿血鲜红，心烦口渴，面赤口疮，夜寐不安，舌质红，脉数。

妙方二　知柏地黄丸

组成：由六味地黄丸（熟地黄24克，山茱萸、干山药各12克，泽泻、牡丹皮、茯苓各9克）加知母、黄柏各6克组成。

用法：上药为细末，炼蜜为丸，每次服6克，每日2次，温开水送下。

功效：滋阴降火。适用于肾虚火旺型尿血。症见小便短赤带血，头晕耳鸣，神疲，颧红潮热，腰膝酸软，舌质红，脉细数。

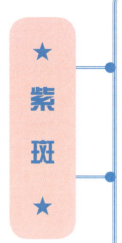

血液溢出于肌肤之间，皮肤表现青紫斑点或斑块的病症，称为紫斑，亦有称为肌衄及葡萄疫者。如《医宗金鉴·失血总括》载："皮肤出血曰肌衄。"《医学入门·斑疹》载："内伤发斑，轻如蚊迹疹子者，多在手足，初起无头痛身热，乃胃虚火游于外。"《外科正宗·葡萄疫》云："感受四时不正之气，郁于皮肤不散，结成大小青紫斑点，色若葡萄，发在遍体头面……邪毒传胃，牙根出血，久则虚人，斑渐方退。"

西医的血液病、维生素缺乏症等所致皮下紫癜，均可参照本证辨证论治。此外，药物、化学和物理因素等引起的继发性血小板减少性紫癜，也可参考本证辨证论治。

妙方一　十灰散

组成：大蓟、小蓟、荷叶、侧柏叶、白茅根、茜草根、栀子、大黄、牡丹皮、棕榈皮各等份（各9克）。

用法：各药烧炭存性，为末，藕汁或萝卜汁磨京墨适量，调服9～15克；亦可水煎服，用量按原方比例酌定。

功效：凉血止血。适用于血热妄行型紫斑。症见皮肤出现青紫斑点或斑块，或伴有鼻衄、齿衄、便血、尿血，或有发热，口渴，便秘，舌红，苔黄，脉弦数。

妙方二　茜草根散

组成：茜草根18克，侧柏叶20克，黄芩12克，生地黄15克，阿胶12克，甘草6克。

用法：上药为散。每服12克，以水225毫升，加生姜3片，煎至170毫升，去渣温服，不拘时候。

功效：滋阴降火、凉血止血。适用于阴虚火旺型紫斑。症见皮肤出现青紫斑点或斑块，时发时止，常伴鼻衄、齿衄或月经过多，颧红，心烦，口渴，手足心热，或有潮热，盗汗，舌质红，苔少，脉细数。

妙方三　归脾汤

组成：白术、茯神（去木）、黄芪、龙眼肉、酸枣仁各18克，人参、木香、炙甘草各6克，当归、蜜远志各3克。

用法：加生姜、大枣，水煎服。每日1剂。

功效：益气补血，健脾养心。适用于气不摄血型紫斑。症见反复发生肌衄，久病不愈，神疲乏力，头晕目眩，面色苍白或萎黄，食欲不振，舌质淡，脉细弱。

★ 自汗、盗汗 ★

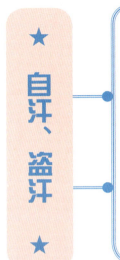

自汗和盗汗都指人体出汗的症状。自汗是指人体不受外界环境因素的影响，不管朝夕、动或不动，时常汗出，活动则出汗更多；盗汗与自汗有别，盗是"偷盗"之意，指夜间入睡后自觉汗出，醒后汗自止者，故名。人体为什么会异常出汗，通常会与一些疾病有关，如甲状腺功能亢进、自主神经功能紊乱、结核等。

中医认为，自汗与盗汗均为人体阴阳失调、营卫不和、腠理开阖不利所致。

妙方一　玉屏风散

组成：防风15克，黄芪（蜜炙）、白术各30克。

用法：上药共为粗末，每次服6～9克，每日2次，水煎服；亦可作汤剂，水煎服。

功效：益气固表、止汗。适用于肺卫不固型自汗。症见汗出恶风，稍劳汗出尤甚，易于感冒，体倦乏力，面色少华，苔薄白，脉细弱。

妙方二　桂枝汤

组成：桂枝、芍药、生姜各9克，炙甘草6克，大枣4枚。

用法：水煎服，服后饮少量热粥，以助药力，覆被取微汗。

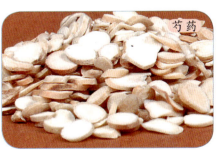

芍药

功效：解肌发表，调和营卫。适用于营卫不和型自汗。症见汗出恶风，周身酸楚，时寒时热，或表现半身、某局部出汗，苔薄白，脉缓。

妙方三　当归六黄汤

组成：当归、生地黄、熟地黄、黄柏、黄芩、黄连各等份（各6克），黄芪加倍（12克）。

用法：原方为粗末，每服五钱，水二盏，煎至一盏，食前服。小儿减半服之。现代用法：水煎服，用量按原方比例酌情增减。

功效：滋阴泻火，固表止汗。适用于阴虚火旺型自汗、盗汗。症见夜寐盗汗或有自汗，五心烦热，或兼午后潮热，两颧色红，口渴，舌红少苔，脉细数。

妙方四　固表育阴汤

组成：炙黄芪、黄精、生龙骨、生牡蛎、浮小麦、玄参各30克，当归、干生地、炙甘草各12克，知母9克，地骨皮、麦冬各10克。

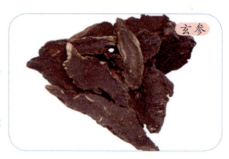

用法：水煎，取药汁。每日1剂，分2次服用。

功效：益气固表，育阴潜阳。适用于气阴两虚所致的自汗、盗汗并见者。

妙方五　三物敛汗饮

组成：牡蛎30克，黄芪、麻黄根各20克。

用法：水煎，取药汁。每日1剂，分2次服用。

功效：养阴敛汗。适用于盗汗。

妙方六　五倍子散

组成：五倍子适量。

用法：研极细末，瓶贮备用。临睡前，取2～3克药末用温开水调成糊，敷在肚脐窝，上盖纱布，以胶布固定。第二天早晨除去。

功效：固表止汗。适用于自汗、盗汗。

妙方七　补虚止汗方

组成：生地黄、熟地黄、阳起石、白芍各15克，仙茅、淫羊藿、肉苁蓉、浮小麦、栀子、制鳖甲、蛇床子各12克，五味子3克，菟丝子、黑豆衣各24克。

用法：水煎，取药汁。每日1剂，分2次服用。

功效：滋阴固涩，益肾助阳。适用于盗汗并阳痿。

糖尿病 ★

糖尿病是常见的内分泌代谢疾病之一,是指血中胰岛素绝对或相对不足,导致血糖过高,出现糖尿,进而引起脂肪和蛋白质代谢紊乱。

糖尿病至今还无法治愈,有"不死的癌症"之称。随着病情的加重,一些患者常发生酮症酸中毒等急性并发症或血管、神经等慢性并发症。

中医将糖尿病称为消渴病,显然此名字是根据糖尿病的典型症状命名的。目前,中医总结了许多治疗此病的方法,具体如下。

妙方一　降糖汤

组成:黄芪、生地黄、山药、玄参各30克,丹参、苍术各20克,赤芍、枸杞子各15克。

用法:上药加水煎2次,每次用小火慢煎,取药汁200毫升,两煎药液混合共400毫升。每日1剂,日服2次,每次服200毫升。30日为1个疗程。

功效:益气健脾,养阴滋肾,活血化瘀。适用于糖尿病。

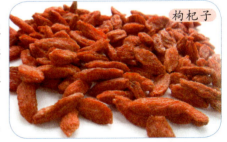

枸杞子

妙方二　养阴化瘀汤

组成:丹参、党参、玄参、天花粉、怀山药、山茱萸各20克,红花、赤芍、桃仁、苍术各10克,川芎5克。

用法:上药加水煎2次,用小火慢煎,每次煎取药汁150毫升,混合2次所得药液共300毫升。每日1剂,上、下午各服150毫升。连服30日为1个疗程。

功效:益气养阴,活血化瘀。适用于糖尿病。

妙方三　地黄滋肾汤

组成:生地黄、怀山药各30克,山茱萸20克,黄芪、石斛、枸杞子、赤芍各15克，牡丹皮、黄芩各10克。

用法：上药加水煎2次，首煎时，先取清水600毫升，浸泡诸药30分钟，然后用小火慢煎至200毫升药液，取药汁；接着进行第2次水煎，加水500毫升，小火煎至200毫升。将两次煎得的药液混合，共400毫升。每日1剂，分2次服用。15日为1个疗程。

功效：益气养阴，壮水制火，活血化瘀。适用于糖尿病，症见"三多"症状、血糖升高、尿糖高者。

妙方四　补肾降糖汤

组成：生地黄、黄芪、玉竹各20克，山茱萸、怀山药、菝葜、葛根各15克，菟丝子、蚕茧、牡丹皮、泽泻、茯苓、天花粉、麦冬、玄参、苍术各10克。

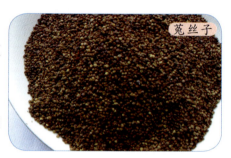

菟丝子

用法：水煎，取药汁。每日1剂，分2次服用。

功效：补肾滋阴，生津润燥。适用于2型糖尿病。

妙方五　疏肝滋阴煎

组成：醋柴胡、苍术各6克，牡丹皮、醋白芍、山茱萸、熟地黄、生地黄、葛根、山药各10克，生龙骨、生牡蛎各15克，黄芪30克。

用法：水煎，取药汁。每日1剂，分2次服用。

功效：疏肝滋阴。适用于2型糖尿病，尤其适合平素性情不稳定者。

妙方六　降糖生脉方

组成：生黄芪、生地黄、熟地黄各30克，生山楂、北沙参15克，麦冬、五味子各10克，天花粉20克。

用法：水煎，取药汁。每日1剂，分2次服用。

功效：益气养阴，强心复脉，降糖降脂。适用于2型糖尿病。

内伤发热

由情志不舒、饮食失调、劳倦过度、久病伤正等引起的发热称为内伤发热,临床多表现为低热、气滞、血瘀、湿停,瘀结壅遏化热,以及气、血、阴、阳亏虚,阴阳失衡发热,是内伤发热的病机。前者属实,后者属虚。在治疗上,实热宜泻,虚热宜补,并应根据证候的不同而采用活血化瘀、利湿清热、甘温除热、益气养血、滋阴清热、引火归原等治法,对兼夹出现者,当分清主次,适当兼顾。

妙方一 丹栀逍遥散

组成:当归、芍药、茯苓、炒白术、柴胡各3克,牡丹皮、炒山栀、炙甘草1.5克。

用法:共为粗末,每服6～9克,煨姜、薄荷少许,共煎汤温服,1日3次。亦可水煎服,用量按原方比例酌减。亦有丸剂,每服6～9克,1日服2次。

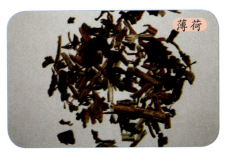
薄荷

功效:疏肝解郁,养血健脾。用于发热多为低热或潮热,热势常随情绪波动而起伏,精神抑郁,胁肋胀满,烦躁易怒,口干而苦,纳食减少,舌红,苔黄,脉弦数。

妙方二 血府逐瘀汤

组成:桃仁12克,红花、当归、生地黄、牛膝各9克,赤芍、枳壳各6克,川芎、桔梗各4.5克,柴胡3克。

用法:水煎服。每日1剂。

功效:活血祛瘀,行气止痛。用于午后或夜晚发热,或自觉身体某些部位发热,口燥咽干,但不多饮,肢体或躯干有固定痛处或肿块,面色萎黄或晦暗,舌质青紫或有瘀点、瘀斑，脉弦或涩。

加减：发热较甚者，可加秦艽、白薇、牡丹皮清热凉血；肢体肿痛者，可加丹参、郁金、延胡索活血散肿定痛。

妙方三　三仁汤

组成：杏仁、半夏各15克，飞滑石、生薏苡仁各18克，白通草、白蔻仁、竹叶、厚朴各6克。

用法：水煎服。每日1剂。

功效：清利湿热，宣畅气机。适用于低热，午后热甚，症见胸闷脘痞，全身重着，不思饮食，渴不欲饮，呕恶，大便稀薄或黏滞不爽，舌苔白腻或黄腻，脉濡数。

加减：呕恶，加竹茹、藿香、陈皮和胃降逆；胸闷、苔腻，加郁金、佩兰芳香化湿邪；湿热阻滞少阳枢机，症见寒热如疟，寒轻热重，口苦呕逆者，加青蒿、黄芩清解少阳。

妙方四　补中益气汤

组成：黄芪18克，炙甘草、白术各9克，人参、橘皮、柴胡、升麻各6克，当归3克。

用法：水煎服；或制成丸剂，每次服9～15克，每日2～3次，温开水或姜汤送下。

功效：补中益气，升阳举陷。适用于发热，症见热势或低或高，常在劳累后发作或加剧，倦怠乏力，气短懒言，自汗，易于感冒，食少便溏，舌质淡，苔白薄，脉细弱。

加减：自汗较多者，加牡蛎、浮小麦、糯稻根固表敛汗；时冷时热，汗出恶风者，加桂枝、芍药调和营卫；脾虚挟湿，而见胸闷脘痞，舌苔白腻者，加苍术、茯苓、厚朴健脾燥湿。

妙方五　归脾汤

组成：组成：人参、木香各9克，白术、茯神（去木）、黄芪、龙眼肉、酸枣仁（炒）各18克，甘草（炙）6克，当归、蜜远志各3克。

用法：加生姜、大枣，水煎服。每日1剂。

功效：益气补血，健脾养心。适用于发热，热势多为低热，症见头晕眼花，身倦乏力，心悸不宁，面白少华，唇甲色淡，舌质淡，脉细弱。

加减：血虚较甚者，加熟地黄、枸杞子、制何首乌补益精血；发热较甚者，可加银柴胡、白薇清退虚热；由慢性失血所致的血虚，若仍有少许出血者，可酌加三七粉、仙鹤草、茜草、棕榈皮等止血。

妙方六　清骨散

组成：银柴胡5克，胡黄连、秦艽、鳖甲、地骨皮、青蒿、知母各3克，甘草2克。

用法：水煎服。

功效：清虚热，退骨蒸。适用于午后潮热，或夜间发热，症见不欲近衣，手足心热，烦躁，少寐多梦，盗汗，口干咽燥，舌质红，或有裂纹，苔少甚至无苔，脉细数。

加减：盗汗较甚者，可去青蒿，加牡蛎、浮小麦、糯稻根固表敛汗；阴虚较甚者，加玄参、生地黄、制何首乌滋养阴精；失眠者，加酸枣仁、柏子仁、夜交藤养心安神；兼有气虚而见头晕气短，体倦乏力者，加北沙参、麦冬、五味子益气养阴。

妙方七　金匮肾气丸

组成：干地黄24克，山茱萸、山药各12克，泽泻、茯苓、牡丹皮各9克，桂枝、附子（先煎）各3克。

用法：上药研末，炼蜜为丸，每次服6克，每日2次，白酒或淡盐汤送下；或作汤剂，用量按原方比例酌定。

功效：补肾助阳。适用于发热而欲近衣，症见形寒怕冷，四肢不温，少气懒言，头晕嗜卧，腰膝酸软，纳少便溏，面色㿠白，舌质淡胖，或有齿痕，苔白润，脉沉细无力。

加减：短气甚者，加人参补益元气；便溏腹泻者，加白术、炮干姜温运中焦。

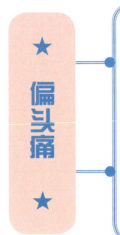

偏头痛

偏头痛是一种血管性头痛,头部一侧疼痛甚剧,以阵发性刺痛、跳痛为主,甚至可引起眼疼、牙疼。西医认为,本病是脑血管舒缩功能发生障碍,脑血管时而痉挛、时而扩张所至。

中医中所说的"头风",就指偏头痛。中医认为,本病实为肝虚、肾虚、脾虚,加之受风邪侵扰头部,于是发病。治疗时,宜养血祛风、化瘀通络。

妙方一　葛根二白汤

组成:葛根30克,白芍20克,柴胡、钩藤(后下)各15克,白芷、川芎、土鳖虫各10克。

用法:上药加水煎2次,混合两煎所得药汁,备用。每日1剂,上、下午分服。12日为1个疗程。

功效:祛风平肝,活血通络。适用于偏头痛。

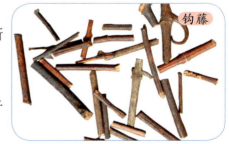

钩藤

妙方二　柴胡细辛汤

组成:柴胡、当归、泽兰、川芎、制半夏、土鳖虫、丹参各10克,细辛、黄连、薄荷(后下)各6克。

用法:上药加水煎2次,混合两煎所得药汁,备用。每日1剂,每隔4小时服一次。

功效:补血活血,化瘀逐风,清热燥湿。适用于偏头痛。

妙方三　香芎散

组成：香附（炒）、川芎、石膏（飞水）、白芷、甘草、薄荷各30克。

用法：上药共研为细末，装瓶备用。每次取药末6克，以清茶送服。

功效：散瘀止痛。适用于偏头痛。

妙方四　颅宁汤

组成：当归、生地黄各15克，白芍20克，白芷、防风、蝉蜕、川芎、柴胡、甘草各10克。

用法：上药加水煎2次，混合两煎所得药汁，备用。每日1剂，分2次服用。14日为1个疗程。

功效：养血补血，活血化瘀，柔肝解郁，祛风散邪。适用于偏头痛。

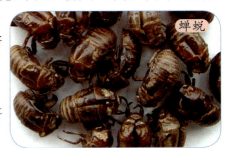

蝉蜕

妙方五　天麻钩藤汤

组成：天麻15克，钩藤（后下）、蔓荆子、刺蒺藜、藁本、白僵蚕、白芍各12克，榉仁9克，白芷6克，熟附块5克，三七（粉）、炒全蝎各4克。

用法：水煎，取药汁。每日1剂，内服。

功效：搜风通络，化瘀止痛。适用于偏头痛。

妙方六　地肤子川芎汤

组成：地肤子50克，川芎、菊花各15克。

用法：水煎，取药汁。每日1剂，内服。

功效：清头明目，散瘀止痛。适用于偏头痛。

妙方七　青葙子速溶饮

组成：青葙子300克，白糖400克。

用法：将青葙子冷水泡透，水煎3次，合并三煎所得药汁，以文火熬成浓膏。将膏晾凉，拌入白糖，晒干，压碎，装瓶。每次10克，沸水冲饮，一日3次。

功效：清肝明目。适用于偏头痛、高血压、目赤肿痛等。

风湿性关节炎

★

风湿性关节炎是一种常见结缔组织炎症，多发生在膝、踝、肘、腕等大关节处。

中医把风湿病归为痹病，属于"痹症"，有风痹、寒痹、湿痹及热痹（急性风湿热）四型。风痹型关节炎的特点是关节疼痛游走不定；湿痹型关节炎的特点是湿邪内侵影响关节，关节拘挛，屈伸不利，活动不便，肢体沉重；热痹型关节炎的特点是关节红肿灼热，疼痛拒按，伴有发热、出汗、口渴、尿短赤等；寒痹型关节炎喜热怕凉，局部拘挛，痛如锥刺，痛处不移。

风湿性关节炎的治疗原则是固卫正气，祛风散寒，化寒温通。

★

妙方一　狗骨木瓜酒

组成： 狗骨（油炙酥）3克，木瓜9克，白术、桑枝各12克，五加皮、当归、天麻、川牛膝、红花、川芎各3克，秦艽、防风各1.5克，冰糖100克，白酒1000克。

用法： 上药同放酒中，密封浸泡3～4个月后即可服用。每次温服1～2羹勺，每日2次。

功效： 祛寒消痛。适用于寒痹型风湿性关节炎，湿热或阴虚火旺者慎用。

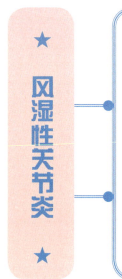
冰糖

妙方二　复方桑枝茶

组成： 新鲜桑枝100克，金银花藤、威灵仙30克，海风藤20克，甘草3克。

用法： 先将新鲜桑枝拣去杂质，洗净后晒干，切成片。将金银花藤、威灵仙、海风藤、甘草分别洗净，晒干后切成片，与桑枝片同放入砂锅，加水煎煮半个小时，过滤取汁。代茶频饮，上、下午分服，当日饮完。

功效： 清热解毒，疏风通络。适用于热痹型风湿性关节炎。

妙方三　加减桂枝芍药知母汤

组成：桂枝、知母、地龙、红花、羌活各10克，制附子5克，生地黄20克，炙甘草6克，当归、桑枝、威灵仙、秦艽、独活各15克，白芍、鸡血藤各30克。

用法：水煎服，日1剂。

功效：散寒祛湿，活血通痹。适用于寒痹型风湿性关节炎。

妙方四　五加皮醪

组成：五加皮50克，糯米500克，酒曲适量。

用法：将五加皮洗净，先用水浸泡透，再煎煮，每30分钟取煎液一次，共煎2次，然后用所得煎液与糯米共同烧煮，做成糯米干饭。待米饭冷却，加酒曲拌匀，发酵成酒酿，即成。每日适量佐餐食用。

功效：祛风除湿，通利关节。适用于风痹型风湿性关节炎。

妙方五　清炖乌蛇

组成：乌梢蛇1条。

用法：将乌梢蛇宰杀，除去皮和内脏，洗净后切成5厘米长的小段，放入沸水锅中，烹入料酒，加葱花、姜末，以小火煮1小时，待乌梢蛇酥烂后，加盐、味精、五香粉调味，即成。佐餐或当菜，随意服食。

功效：祛风通络。适用于风寒湿痹型风湿性关节炎。

妙方六　威灵仙狗骨汤

组成：威灵仙20克，狗骨250克。

用法：将威灵仙拣洗干净，晒干后切片。将狗骨洗净，砸碎后与威灵仙片都放入砂锅中，加水适量，大火烧沸后，改中火煎煮1小时，滤取浓汁即成。饮汤汁，上、下午分服。

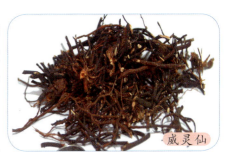

威灵仙

功效：祛除湿寒，疏通经络。适用于风寒湿痹型风湿性关节炎。

类风湿性关节炎

类风湿性关节炎是一种以周围关节骨质损害为特征的全身性自身免疫性疾病。

中医把类风湿关节炎归为痹症范畴。痹，就是闭塞不通的意思。人体如果肾虚脾弱，卫气不固，就易受到风邪、寒邪、湿邪等外邪侵袭，致使气血不畅，外邪顺着经络侵扰关节，久而久之，关节就会产生肿痛等一系列症状。

痹症分寒痹、热痹两大类。寒痹发病较缓，关节肿而不红，疼痛日轻夜重，遇寒加重，遇热则减，便溏，舌苔白或白腻，脉势沉缓。寒痹治疗的原则为补肾健脾，温经散寒，祛风胜湿。

热痹发病较急，关节红肿、疼痛，拒按，有时还会导致人体发烧。病人口干喜饮，烦躁，舌红，苔黄或黄腻，脉数。热痹中的热，是由外邪久郁化热而来。治疗热痹的原则为清热解毒，散风通络，凉血活血，健脾祛湿。

总之，类风湿性关节炎起因是人体正气不足，感受风寒湿热之邪所致，治疗时需依此理。

妙方一　除痹汤

组成：续断30克，鹿角片、当归、秦艽各15克，威灵仙、松节、羌活、桑枝、乌药、防风、延胡索、蚕沙各10克。

用法：上药加水煎2次，每次加水500毫升，煎取药汁150毫升。每日1剂，分2次服用，15日为1个疗程。

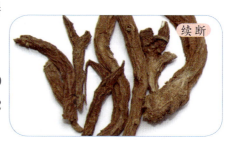
续断

功效：补益肝肾，祛风通络，蠲痹止痛。适用于类风湿性关节炎之寒热不显者。

妙方二　乌头汤

组成：川乌（先煎）3克，麻黄6克，黄芪15克，芍药、甘草各10克。

用法：水煎，取药汁。每日1剂，分次服用。

功效：温经散寒，祛风除湿。适用于风寒型类风湿性关节炎。

加减：可选加羌活、独活、防风、秦艽、威灵仙等增强祛风除湿的作用；加姜黄、当归活血通络；寒甚者，可加制附片、桂枝、细辛温经散寒。

妙方三　乌头汤加味方

组成：制草乌、制川乌（先煎）各1.5克，黄芪30克，麻黄、芍药、防己、甘草各10克，鸡血藤、伸筋草各20克。

用法：取上药每次加水500毫升，煎取药汁2次，将两煎混合。制草乌、制川乌先煎煮1～2小时。每日1剂，分2次服用。

功效：温经散寒，祛风除湿。适用于类风湿性关节炎寒湿证。

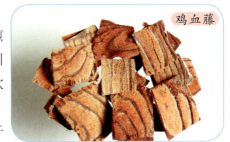

鸡血藤

妙方四　独活寄生汤

组成：独活9克，桑寄生、杜仲、牛膝、秦艽、防风、川芎、当归、芍药、细辛、甘草、肉桂、干地黄、党参、茯苓各6克。

用法：上药加水煎2次，每次加水500毫升，混合两煎所得药汁备用。每日1剂，分2次服用。30日为1个疗程。

功效：滋补肝肾，益气养血，佐以祛风散寒。适用于类风湿性关节炎肝肾两虚证。

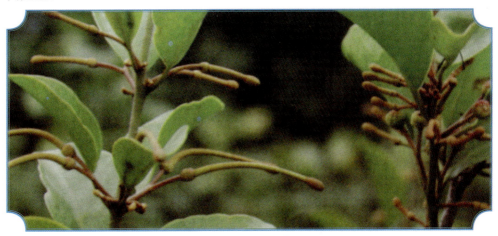

桑寄生植物图

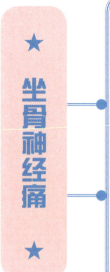

坐骨神经痛

坐骨神经是人体最粗大的神经，由腰神经和骶神经组成，起始于腰骶部的脊髓，经骨盆，穿过坐骨大孔，抵达臀部，然后沿大腿后面下行到足。它的主要功能是管理人体下肢的感觉和运动。当人患有腰肌劳损、腰椎间盘突出、腰椎骨增生、风湿性病变时，通常会引起坐骨神经通路及其分布区的疼痛，这种疼痛就称为坐骨神经痛。

中医认为，坐骨神经痛发作受内、外因影响，内因是肝肾不足、气血虚弱、营卫不固；外因是风寒湿邪入侵，外邪阻塞于经络中，不通则痛。所以，坐骨神经痛的治疗原则是：益气补血，祛风散寒，活血化瘀，祛湿通络。

妙方一 坐骨丸

组成：党参、当归、木瓜、延胡索、甘草各60克，续断90克，全蝎、落得打、甘松各30克，蜈蚣20条，蜂房2只。

用法：上药研成细末，炼蜜为丸。每服6克，每日3次。

功效：益气活血，舒筋止痛。适用于坐骨神经痛。

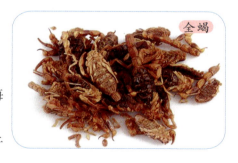

全蝎

妙方二 痛痹汤

组成：乌梢蛇20克，延胡索、干姜各10克，鸡血藤25克，牛膝、丹参、当归、白芍、炙甘草各15克，乳香、没药各7.5克。

用法：水煎，取药汁。每日1剂，分2次服用。

功效：温经通络，祛风散寒。适用于坐骨神经痛。

妙方三 加味桂乌汤

组成：桂枝12克，白芍、丹参各30克，制川乌（先煎）、炙甘草各9克。

用法：水煎，取药汁。每日1剂，分2次服用。

功效：祛湿散寒，温通经脉，化瘀止痛。适用于坐骨神经痛。

妙方四　舒筋活络饮

组成：独活、牛膝各15克，威灵仙、杜仲、当归、续断各12克，千年健、地龙、木瓜各10克，鸡血藤30克，红花、川芎各9克。

用法：水煎，取药汁。每日1剂，分2次服用。

功效：舒筋活络，行血止痛。适用于坐骨神经痛。

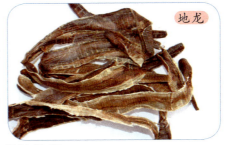
地龙

妙方五　芍甘五藤汤

组成：白芍、络石藤、海风藤、石楠藤、宽筋藤、鸡血藤各30克，威灵仙20克，入地金牛、炙甘草、延胡索各15克。

用法：上药加水煎2次，每次浓煎成200毫升药液，两煎药液混合共400毫升。每日1剂，分2次服。

功效：祛风除湿，舒筋活络，通络止痛。适用于坐骨神经痛。

妙方六　加味芍药甘草汤

组成：生白芍、炙甘草各50克，延胡索、罂粟壳各5克。

用法：水煎，取药汁。每日1剂，分2次服用。

功效：舒筋活络，缓急止痛。适用于坐骨神经痛。

妙方七　新桂枝汤

组成：桂枝30～60克，白芍、北黄芪各15～30克，生姜3～5片，甘草5～6克，大枣5～10枚，当归、川牛膝、独活各10～15克。

用法：水煎，取药汁。每日1剂，分2次服用。

功效：除湿散寒，温通经脉。适用于坐骨神经痛。

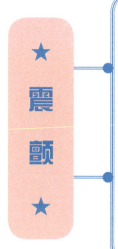

震颤是因内伤或其他慢性病导致脑髓及肝、脾、肾受损,肌肉、筋脉失养失控,发生头、身、肢体不自主地摇动、颤抖为主要临床表现的一种病症。病理性质虚多实少,病理因素为虚、风、痰、火、瘀,治疗则根据标本虚实,以扶正祛邪、标本兼顾为治疗原则,常采用填精补髓、益肾调肝、补气养血以扶正,清化痰热、熄风止痉、活血通络以祛邪为其大法。对风阳内动者,治宜滋阴潜阳;髓海不足者,宜填精益髓;气血亏虚者,宜补中益气;痰热动风者,宜豁痰熄风。若治疗得当,部分病例可以缓解症状。但多数逐年加重,预后不良。所以,除药物治疗外,重视调摄与预防是不可忽视的问题。

妙方一　滋生青阳汤

组成:生地黄12克,白芍3克,牡丹皮、麦冬(青黛拌)各4.5克,石斛、甘菊各6克,天麻、柴胡(醋炒)各2.4克,石决明24克,桑叶、薄荷各3克,灵磁石15克(整块同煎)。

用法:水煎服。

功效:滋阴潜阳,平肝熄风。适用于风阳内动型震颤。症见眩晕头胀,面红,口干舌燥,易怒,腰膝酸软,睡有鼾声,渐见头摇肢颤,不能自主,舌红,苔薄黄。

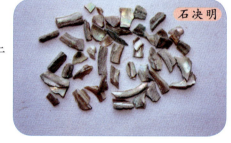

石决明

妙方二　龟鹿二仙丹

组成:鹿角5000克,龟板(去弦,洗净,捶碎)2500克,人参450克,枸杞子900克。

用法:上用铅坛熬胶,初服酒服4.5克,渐加至9克,空腹时服用。

功效:滋阴填精,益气壮阳。适用于髓海不足型震颤。症见头晕目眩,耳鸣,记忆力差或善忘,头摇肢颤,溲便不利,寤寐颠倒,重则神呆,啼笑反常,言语失序,舌质淡红体胖大,苔薄白,脉多沉弦无力或弦细而紧。

加减:方中尚可加熟地黄、鳖甲、丹参、赤芍以滋阴活血。有热象者,加知母、黄柏清相火。畏寒肢冷者,加淫羊藿、肉苁蓉温养肾阳。

妙方三 导痰汤

组成：半夏6克，橘红、茯苓、枳实（麸炒）、天南星各3克，甘草1.5克。

用法：加姜10片，水煎服。

功效：燥湿豁痰，行气开郁。适用于痰热动风型震颤。症见头晕目眩，头摇，肢体震颤，手不能持物，甚至四肢不知痛痒，胸闷泛恶，甚则呕吐痰涎，咳嗽，痰涎如缕如丝，吹拂不断，舌体胖大有齿痕，舌质红，苔厚腻或白或黄，脉沉滑或沉濡。

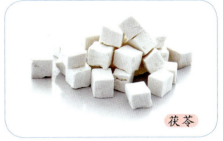

茯苓

加减：应用时，再加皂荚宣壅去垢、导滞以通窍，硼砂除热痰散结，生白芍、生石决明滋养阴血、平肝潜阳，则可增豁痰熄风之效。肝阳亢者，加天麻、羚羊角粉、珍珠粉以平肝潜阳。肝火甚者，加夏枯草、龙胆草清肝泻火。大便秘结者，加大黄通腑泄热。

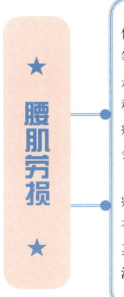

腰肌劳损

腰肌劳损是指腰骶部肌肉、筋膜等软组织慢性损伤，医学界也把它称为"功能性腰痛"或"腰背肌筋膜炎"等。在慢性腰痛病中，本病占的比例最大。病起因多数是由于搬抬重物用力过猛，或姿势不当，弯腰或保持某种姿势时间太长，使腰肌筋膜充血、痉挛。急性发病时，疼痛剧烈，脊柱僵直，动作缓慢，甚至连咳嗽、大笑也会导致腰部剧痛，肢体活动大大受限。

从中医的角度看，腰肌劳损属于中医"痹证""腰痛"等范畴。《医学心悟》中说："腰痛，有风、有寒、有湿、有热、有瘀血、有气滞、有痰饮，皆标也，肾虚，其本也。"这就是说腰肌劳损根本是肾虚，加上受风、寒、湿等邪毒影响，于是病发。所以，治疗本病应当标本兼治，在散寒除湿、通络止痛、活血化瘀的同时，兼补肾。

妙方一　伤筋散

组成：芫花根、草乌、威灵仙、穿山甲、川乌、樟脑各50克，生姜150克。

用法：将前5味药研成细末，过100目筛；再将樟脑研细末，两药末混匀，备用。捣碎30克生姜，与50克药末和匀，敷在痛点上，上面盖一层纱布，用胶布固定，再在药上敷以热水袋。48小时后取下，按摩局部皮肤。间隔6小时，按照前面所述的方法，再重复敷药。10日为1个疗程，休息3日可进行第二疗程。

功效：行气散结，通络止痛。适用于腰肌劳损。

妙方二　二乌通痹汤

组成：制川乌（先煎）、制草乌（先煎）、独活各10克，黄芪20克，牛膝、桃仁、红花、威灵仙、杜仲、桑寄生各15克。

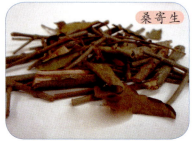

用法：上药水煎，取药汁，药渣备用。每日1剂，口服药汁。将药渣用布包起来，外敷腰部15～20分钟。30日为1个疗程。

功效：补益肝肾，益气活血，祛风除湿，散寒止痛。适用于腰肌劳损。

妙方三　腰肌劳损方

组成：红花、川乌各20克，草乌15克，白花蛇60克，牛膝50克，当归、甘草、鸡血藤各30克，乌梅10克，冰糖100克，白酒1000毫升。

用法：上药共研成粗末，倒入白酒中，每日振荡2～3次，5日后滤取清液即可。每日口服3次，每次10～20毫升。同时取适量药酒外擦疼痛部位，每日3次。15日为1个疗程。1个疗程未愈者，可休息三五日后开始第二个疗程。（不善饮酒者，可单独外擦。）

功效：逐风除湿，活血化瘀。适用于风寒湿型腰肌劳损。

妙方四　党参黄芪汤

组成：党参、当归、黄芪各31克，续断18克，杜仲24克，延胡索、牛膝各15克。

用法：水煎，取药汁。每日1剂，水煎服。

功效：补肾益精，补气活血。适用于腰肌劳损。

妙方五　身痛逐瘀汤

组成：秦艽、羌活、香附各3克，川芎、甘草、没药、五灵脂（炒）、地龙（去土）各6克，桃仁、红花、当归、牛膝各9克。

用法：水煎，取药汁。每日1剂，早、晚各服1次。

功效：活血化瘀，通络止痛。适用于慢性腰肌劳损。症见痛处固定，或胀痛不适，或痛如锥刺，日轻夜重，或持续不解，活动不利，甚则不能转侧，痛处拒按，面晦唇暗，舌质隐青或有瘀斑，脉多弦涩或细数。病程迁延，常有外伤、劳损史。

妙方六　黄芪鹿角霜白术汤

组成：黄芪40克，鹿角霜、白术各20克，当归、骨碎补、螃蟹、枸杞子各10克，土鳖虫、没药各6克，生麦芽15克。

用法：上药水煎，取药汁，药渣备用。药汁每日1剂，分2次服用。将药渣趁热敷腰部。10日为1个疗程。

功效：益气通督，破瘀壮筋。适用于腰肌劳损，肝肾亏虚。

妙方七　阳和汤

组成：熟地黄30克，鹿角胶（另烊）9克，炮姜炭2克，白芥子6克，生甘草、肉桂各3克，麻黄2克。

用法：水煎，取汁。每日1剂，分次服用。7日为1个疗程。

功效：温经散寒，益气活血。适用于慢性腰肌劳损。

妙方八　延胡索杜仲散

组成：延胡索15克，杜仲、徐长卿、安息香、卷柏、牛膝各10克，马钱子0.3克（有毒，慎用），七叶一枝花8克。

用法：先将马钱子用麻油炸黄，研细末。其他药合研为细末，与马钱子混匀后过80目筛，装瓶备用。温开水冲服，每次3克，每日2次。12日为1个疗程。

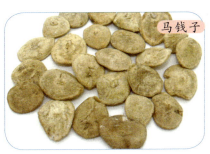
马钱子

功效：强腰通络，利湿消肿，行气止痛。适用于腰肌劳损。

痛风

痛风与嘌呤代谢紊乱及尿酸排泄减少所引起的高尿酸血症直接相关，可分为原发性和继发性两大类。

痛风属于中医学"痹症"范畴。湿浊热毒内蕴是痛风病的主要病理基础，湿浊郁久，蕴热化毒，流注关节，阻滞筋脉骨节是急性痛风性关节炎的发病原因。其治疗方法是清热利湿解毒、活血通络。

妙方一 消痛饮

组成：当归、防风各12克，牛膝、防己、钩藤各15克，泽泻、赤芍各18克，忍冬藤25克，木瓜25克，桑枝30克，甘草5克。

用法：水煎，取药汁。每日1剂，分2次服用。

功效：活血通络止痛。适用于痛风。

妙方二 痛风定痛汤

组成：金钱草30克，赤芍12克，车前子、泽泻、防己、黄柏、生地黄、地龙各10克。

用法：水煎，取药汁。每日1剂，分2次服用。

功效：清热化湿，宣痹止痛。适用于痛风之湿热内阻证。

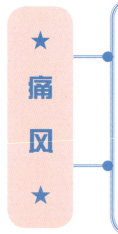

金钱草

妙方三 凉血四物汤

组成：生地黄、赤芍、当归、川芎、黄芩、赤茯苓、陈皮各10克，红花8克，甘草3克。

用法：水煎，取药汁。每日1剂，分2次服用。

功效：清热化瘀，凉血通络。适用于痛风之瘀热内郁证。

妙方四　土苓降浊汤

组成：土茯苓、萆薢、泽泻各30克，泽兰、当归各20克，薏苡仁24克，桃仁、红花各12克。

用法：上药水煎2次，每次加水500毫升，煎取药汁150毫升，共煎药汁300毫升，混匀备用。每日1剂，分2次服用。

功效：降泄浊毒，通络止痛。适用于痛风。

妙方五　土茯苓萆薢汤

组成：土茯苓、威灵仙、生薏苡仁各30克，泽泻、泽兰、桃仁、当归各10克，萆薢20克，车前子12克。

用法：水煎，取药汁。每日1剂，分2次服用。

功效：泄浊化瘀。适用于痛风所致的关节肿胀疼痛。

妙方六　加味五苓汤

组成：茯苓、泽泻各15克，白术、车前子各10克，桂枝、大黄各6克，川萆薢、丹参各30克。

用法：上药水煎，取药汁500毫升。每日1剂，分2次服用。3周为1个疗程。

功效：健脾利湿，活血化瘀，清热排浊。适用于痛风。

妙方七　泄浊除痹汤

组成：土茯苓30克，萆薢、生薏苡仁、威灵仙、木瓜、山慈菇、泽泻、泽兰、王不留行、牛膝、车前子各10克，生蒲黄12克。

用法：上药加水500毫升，煎取药汁200毫升。每日1剂，分2次服用。20日为1个疗程。

功效：泄浊祛邪，化湿清热，活血化瘀。适用于原发性痛风。

第二章 外科疾病奇方妙药

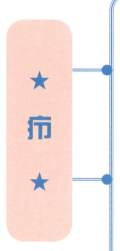

疖

皮肤上的毛囊、汗腺和皮脂腺都是空腔器官，细菌等很容易侵入到腔内而存留，继而发生感染，形成疖。疖最初为毛囊口脓疮或局部隆起的炎性小结节，初起局部色红、灼热疼痛，范围多在3厘米左右，以后逐渐增大，呈圆锥形，有红、肿、热、痛等症状。数天后，炎症继续发展，硬结增大，疼痛加剧，出现黄白色脓头，脓栓脱落溃破，流出黄白色脓液，肿痛逐渐消退，疮口愈合。疖一般无全身症状，但严重者可伴有发热、恶寒等全身症状。如果疖发生在血液比较丰富的部位，而且患者全身抵抗力较低时，可有不适、畏寒、发热、头痛和厌食等症状。

妙方一　益气解毒汤

组成：黄芪、党参、白术、莲心、大贝母、蒲公英、紫草、麦芽、连翘、龟板各10克，乳香、没药各3克，大黄、甘草各6克。

用法：水煎，取药汁。每日1剂，少量多次服。7日为1个疗程。

功效：益气扶正，托毒生肌。适用于疖。

妙方二　消疖汤

组成：黄芪、土茯苓各15～20克，地龙10～15克，金银花10～20克，皂角刺、山慈菇各10克。

用法：把山慈菇焙干研粉，随药液冲服，余药水煎取300毫升。每日1剂，分

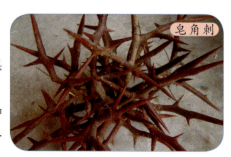

皂角刺

2次服用，连续服药5～10剂。

功效：消痈散结，托毒生肌。适用于疖。

妙方三 僵蚕饮

组成：僵蚕20克，紫花地丁、蒲公英各30克，金银花、黄芪、赤芍各15克。

用法：水煎，取药汁。每日1剂，分2次服用。1个疗程1～3周。

功效：清热解毒。适用于小儿多发性疖肿。

妙方四 疗痈方

组成：炒穿山甲、皂角刺各12克，蜈蚣3克，乳香、没药各9克，天花粉、知母各18克。

用法：水煎，取药汁。每日1剂，分2次服用。

功效：清热解毒，理气化瘀，通络消肿。适用于疖。

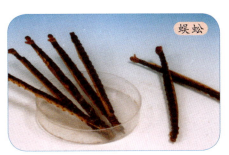

蜈蚣

妙方五 凉拌蒲公英

组成：鲜蒲公英200克，精盐、味精、香油各适量。

用法：将蒲公英入沸水锅中焯1分钟，捞出，切小段，入调料，拌匀即成。佐餐食用。

功效：清热解毒，消肿散结。适用于疔毒、疖疡等红肿热毒诸症。

妙方六 凉拌马齿苋

组成：马齿苋500克，白糖、米醋、香油各适量。

用法：将马齿苋洗净切段，用沸水焯一下，入调料，拌匀即成。佐餐食用。

功效：清热解毒，散疖消肿。适用于疖。

妙方七 清蒸绿豆藕

组成：绿豆20克，鲜藕300克。

用法：绿豆用水涨发，藕洗净去皮，然后将绿豆塞入藕孔内，上笼蒸熟，切片即成。佐餐食用，也可当点心吃。

功效：清热解毒。适用于疮、疖肿痛等。

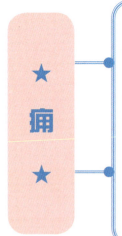

痈

痈是由多个相邻的毛囊和皮脂腺的急性化脓性感染所致，亦可有多个疖肿融合而成。中医所讲的痈有内痈、外痈之分，其外痈通常是指发生于皮下、肉脉之间的化脓性疾患，发病迅速，属阳证，易脓、易溃、易敛。初期表现为患部皮肤有粟粒样脓头，形似小疖，发痒作痛，逐渐向周围或深部扩大，形成多头疖肿，局部红肿热痛，全身伴有恶寒、发热、头痛，舌淡红，苔薄白，脉浮或弦。患者要注意个人卫生，及时治疗疖肿、糖尿病。忌食鱼腥、辛辣等刺激发物以及甜腻食物。

妙方一　五味消毒饮合四妙散

组成：金银花30～60克，蒲公英、天花粉、玄参、野菊花各30克，连翘、赤芍、紫花地丁各20克，生黄芪30～45克，当归、牡丹皮各15克，甘草6克。

用法：水煎，取药汁。每日1剂，分2次服用。

功效：清热解毒，托疮生肌。适用于痈。

妙方二　普济消毒饮

组成：黄芩、黄连各15克，人参9克，橘红、玄参、生甘草、柴胡、桔梗各6克，连翘、牛蒡子、板蓝根、马勃各3克，白僵蚕、升麻各2克。

用法：每服15克，水煎，取药汁。每日1剂，分2次服用。

功效：清热解毒，疏风散邪。适用于颈痈。

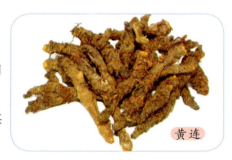
黄连

妙方三　活血散瘀汤

组成：川芎、当归尾、赤芍、苏木、牡丹皮、枳壳、瓜蒌仁（去壳）、桃仁（去皮、尖）各3克，槟榔2克，大黄（酒炒）6克。

用法：水煎服。

功效：活血散瘀。适用于痈。症见委中穴处术硬肿痛，小腿屈曲难伸；伴发热，口干纳差；舌质淡红，苔黄腻，脉数。

妙方四　黄连解毒汤合四逆散

组成：黄连、炙甘草、黄芩各6克，栀子、枳实、柴胡、赤芍、金银花各9克。

用法：水煎，取药汁。每日1剂，分2次服用。

功效：清热解毒，疏肝理气。适用于颈痈、背痈。

妙方五　苦菜姜汁酒

组成：苦菜、生姜各适量，黄酒10毫升。

用法：前二味分别洗净、切碎、捣烂，挤汁混匀。每次取汁30毫升，兑入10毫升黄酒，冲水饮服。一日3次。

功效：清热，解毒，消肿。适用于痈肿恶疮。

妙方六　杏酪粥

组成：浓杏酪50克，牛乳250克，大麦仁100克。

用法：将麦仁、杏酪水煮，候熟时下牛乳，搅匀即成。空腹服食。

功效：清热解毒，托毒排脓。适用于热毒内蕴之痈疮肿毒。孕妇及哺乳期产妇忌服。

妙方七　首乌酒

组成：生何首乌、60度白酒各适量。

用法：将何首乌切细，浸入白酒中，密封，隔水炖3～5小时即成。每日适量饮用。

功效：解毒，消痈。适用于各种痈疽肿毒。

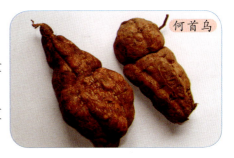

何首乌

妙方八　神效酒

组成：人参、没药（别研）、当归尾各30克，瓜蒌（全者半生半炒）1枚，甘草15克，黄酒3碗。

用法：前五味药用黄酒煎取2碗，均分4份。每日1份，细细饮服。

功效：活血化瘀，软坚散结。适用于疮痈。

丹毒

丹毒为皮肤网状淋巴管感染性疾病，因其色如涂丹，故称丹毒。其特点是病起突然，局部皮肤忽起红斑，迅速蔓延成鲜红一片，稍高出皮肤表面，边界清楚，压之红色减退，放手又显红色；表皮紧张光亮，灼热肿痛，有的可出现瘀斑、水疱，间有化脓或皮肤坏死。丹毒治疗以凉血清热、解毒化瘀为总则，根据部位配合疏风、清肝、利湿等。

妙方一　四物消风饮

组成：生地黄18克，赤芍、当归、独活、川芎、荆芥、防风各9克，蝉蜕、薄荷（后下）、柴胡各3克，大枣、白鲜皮各15克。

用法：水煎，取药汁。每日1剂，分2次服用。

功效：清热解毒，凉血祛风。适用于丹毒。

妙方二　清解汤

组成：金银花、蒲公英、紫花地丁、土茯苓、板蓝根、赤芍各30克，牡丹皮、黄柏、牛膝各15克，薏苡仁、苍术各20克，生甘草10克。

用法：水煎，取药汁。每日1剂，7日为1个疗程。用药2个疗程。

功效：清热解毒燥湿，凉血活血消肿。适用于丹毒。

妙方三　清血汤

组成：蒲公英、紫花地丁、川芎、牡丹皮、七叶一枝花、金银花、当归尾、丹参、赤芍各15克，防风、生甘草各10克。

用法：上药加水煎2次，取两煎所得的药汁混合。每日1剂，分2次内服，药渣再煎1次，用药汁湿敷皮损局部。治疗用药2～4周。

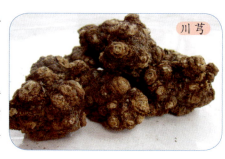

川芎

功效：清热解毒，凉血活血。适用于丹毒。

妙方四　加味三妙散

组成：苍术、黄柏、泽泻、萆薢、牡丹皮、赤芍、野菊花、连翘、蒲公英各10克，川牛膝、金银花各15克，生薏苡仁、白茅根、生地黄各30克，生甘草6克。

用法：水煎，取药汁。每日1剂，分2次，饭后半小时服用。

功效：清热解毒，利湿消肿。适用于丹毒。

妙方五　金银花解毒汤

组成：金银花、生薏苡仁各30克，牡丹皮、野菊花、丹参各20克，天花粉、黄柏各12克，赤芍15克，苍术5克，甘草6克。

用法：水煎，取药汁。每日1剂，分2次温服。15日1个疗程。

功效：清热解毒，凉血活血。适用于丹毒。

妙方六　银黄败毒汤

组成：金银花30克，紫花地丁20克，车前草、川牛膝各10克，牡丹皮15克，萆薢、黄芩、生薏苡仁各12克。

用法：水煎，取药汁。每日1剂，早、晚2次分服。

功效：清热解毒，凉血化瘀。适用于丹毒。

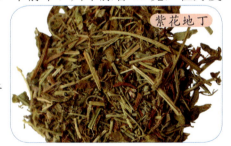

紫花地丁

妙方七　活血通脉饮

组成：赤芍、土茯苓各60克，丹参、金银花各30克，当归、川芎各15克。

用法：用上药加水煎，取药汁400毫升。每日1剂，分2次服用。

功效：活血化瘀，利湿消肿。适用于丹毒，属血瘀证者。

妙方八　解毒化瘀汤

组成：金银花、连翘、蒲公英、紫花地丁、玄参、赤芍、败酱草各30克，当归12克，蜈蚣3条，甘草6克。

用法：水煎，取药汁。每日1剂，分服2次。10日为1个疗程。

功效：清热解毒，凉血消肿，活血化瘀。适用于下肢丹毒。

阑尾炎

阑尾炎是一种常见的腹部疾病，可分为急性和慢性两种。急性阑尾炎好发于青壮年，主要有腹痛、胃肠症状和发热等全身反应。急性阑尾炎的致病菌，如大肠杆菌、肠球菌、类杆菌等，原已生存于阑尾腔内，人之所以发病，与全身抵抗力下降有关。

急性阑尾炎治疗不彻底，可变为慢性阑尾炎。慢性阑尾炎症状是腹部经常发生剧痛，尤其是脐之右侧，用手按之，痛得更甚；消化系统功能发生紊乱，腹闷胀痛，有饱胀感，消化不良，便秘或恶臭稀烂便交替。人吃得太多，往往也会引起阑尾的疼痛。

阑尾炎属中医"肠痈"范畴，其病因有气滞血瘀，蕴积化热，热胜肉腐为脓。中医治疗阑尾炎，宜清热解毒、活血化瘀、通腑理气。

妙方一 鲜姜芋头泥

组成： 鲜姜、鲜芋头、面粉各适量。

用法： 将姜、芋头去粗皮，洗净后捣烂为泥，再加适量面粉调匀，备用。将药膏外敷患处，每日换药1次，每次敷3小时。

功效： 散瘀定痛。适用于急性阑尾炎及痈。

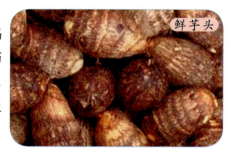

鲜芋头

妙方二 锦红片

组成： 生大黄15克，红藤、蒲公英各30克，厚朴12克。

用法： 上药共研细末，制成片剂。每服4片，日服3次。亦可改作汤剂，水煎服。

功效： 清热解毒，行气通腑，活血消肿。主治急性阑尾炎。

妙方三 大黄赤芍公英汤

组成： 大黄（后下）、七叶一枝花、蒲公英、红藤各15克，赤芍20克，甘草6克。

用法：水煎，取药汁。每日2剂，24小时服药4次。

功效：清热解毒，活血化瘀。适用于急性阑尾炎。

妙方四　金银花连翘汤

组成：金银花、连翘各30克，大黄（后下）、败酱草各15克，白芍24克，桃仁、玄明粉（冲）、牡丹皮各9克，柴胡6克，丹参20克，冬瓜子、薏苡仁各18克。

用法：水煎，取药汁。口服，每日1剂。

功效：消炎止痛，活血通便。适用于急性阑尾炎未化脓者。

妙方五　肠痈汤

组成：大黄（后下）、牡丹皮、黄柏、延胡索、芒硝（兑服）各15克，薏苡仁、瓜蒌仁、冬瓜仁各25克，败酱草30克，香附10克。

用法：水煎，取药汁。每日1剂，分3次服用。

功效：清热利湿，解毒排脓，消肿散结，理气止痛。适用于急性阑尾炎并发局限性腹膜炎。

妙方六　排脓汤

组成：赤芍、皂角刺各15克，桃仁、穿山甲各10克，紫花地丁、败酱草、薏苡仁、冬瓜仁各30克。

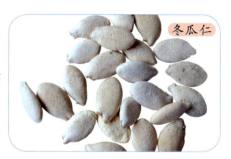
冬瓜仁

用法：取上药加水800毫升，煎取药汁300毫升。每日1剂，分2次服用。

功效：清热解毒，活血化瘀，祛湿散结。适用于阑尾周围脓肿。

妙方七　清解汤

组成：大黄、延胡索、赤芍各12克，红藤、紫花地丁、败酱草各30克，金银花15克，牡丹皮、乳香各9克，桃仁6克。

用法：水煎，取药汁。每日1剂，分早、晚2次服用。

功效：清热解毒，活血祛瘀，通里攻下。适用于急性阑尾炎。

加减：湿热重者，加黄连、栀子各6克。

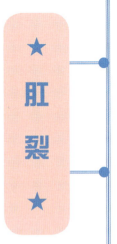

★ 肛裂 ★

肛裂是因为强行排硬便而造成的肛门外伤。其原因主要是粪便干结,通过肛管时擦伤肛管皮肤,撕裂肛管造成。肛门上皮与直肠黏膜不同,伸缩性小,大便干燥,排便时容易受刺激,被擦伤。它是一种常见的肛肠疾病,约占肛肠病的15%,好发于青壮年,女性多于男性。肛裂的典型症状是疼痛与便血。早期的肛裂只需要改善日常生活习惯就能治愈。但因为是在排便通道口——肛门处受伤,所以排便时容易使伤口扩大,伤口也就不容易愈合;再加上持续便秘,大便干燥,致使最初很浅的伤口渐渐加深。

妙方一 四物火麻仁蜜饮

组成:当归、熟地黄各15克,生地黄12克,火麻仁、蜂蜜各30克。

用法:将当归、生地黄、熟地黄、火麻仁洗净,同入锅中,加适量水,煎煮2次,每次30分钟,合并滤液,待药汁转温后,调入蜂蜜。搅匀即成,对大便干燥者尤为适宜。上、下午分别服用。

功效:养血润肠通便。适用于血亏肠燥型肛裂。

妙方二 生地槐花饮

组成:生地黄15克,槐花10克,地榆炭12克,蜂蜜20克。

用法:将生地黄、槐花、地榆炭洗净,入锅,加适量水,煎煮2次,每次30分钟,合并滤液,待滤液转温后调入蜂蜜即成。上、下午分别服用。

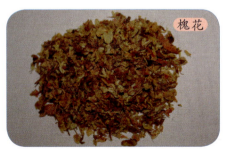

槐花

功效:清热凉血,止血润肠。适用于热结肠燥型肛裂,对肛裂便血明显者尤为适宜。

妙方三 生首乌蜂蜜饮

组成:生何首乌30克,蜂蜜20克。

肛裂

用法：将生何首乌洗净后晒干（或烘干），研末，调入蜂蜜，拌和均匀即成。上、下午分别服用。

功效：养血，润肠，通便。适用于血亏肠燥型肛裂。

妙方四　归地黄芩鸡冠花饮

组成：生地黄12克，当归、黄芩、鸡冠花各10克，蜂蜜20克。

用法：将当归、生地黄、黄芩、鸡冠花同入锅中，加适量水，煎煮2次，每次30分钟，合并滤汁，待滤汁转温后调入蜂蜜即成。上、下午分别服用。

功效：清热凉血，止血润肠。适用于热结肠燥型肛裂。

妙方五　决明子黄连饮

组成：决明子30克，黄连3克，绿茶2克。

用法：将决明子、黄连洗净，与绿茶一道放入大号杯中，用沸水冲泡，加盖焖10分钟即成。代茶频用，可冲泡3～5次，当口饮完。

功效：清热凉血，止血润肠。适用于热结肠燥型肛裂。

妙方六　忍冬藤连翘汤

组成：忍冬藤、天冬、麦冬、玄参、生栀子、大生地黄各9克，连翘12克，黄连、生甘草、莲子心各1.5克，灯心草3克，绿豆30克。

用法：上药加水，浸泡40分钟，然后煎2次，混合两煎所得药汁，再加火浓缩成100毫升，备用。每次30毫升，每日2～3次。

功效：清热解毒，润肠通络。适用于肛裂。

妙方七　白及蜂蜜膏

组成：白及150克，蜂蜜10克。

用法：白及加水煎煮，煮至药汁浓稠，除去白及，将药汁以小火煮至膏状，离火，加入煮沸的蜂蜜，调匀，装瓶备用。将药膏搽涂患处，每日1次。

功效：泻火凉血，活血化瘀。适用于肛裂。

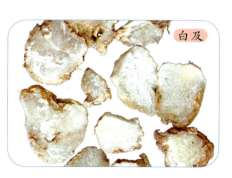
白及

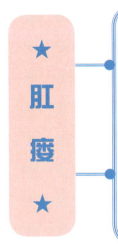

肛瘘

肛瘘为肛周与肛管或直肠相通的慢性瘘管,又称肛门直肠瘘,多为肛腺感染化脓后所遗留的腔道。肛瘘以肛周流脓水、肿痛、瘙痒为主要临床表现,继发感染时,可出现恶寒发热,口渴便秘等全身症状;肛周局部常可见有一个或多个溃口,并可触及索状或大片硬结组织。本病治疗以手术为主,食疗等自我治疗方法对肛瘘有辅助治疗作用,可改善流脓水、肿痛、瘙痒等症状并协助控制肛瘘继发感染。

妙方一　蒲公英苦参蜜饮

组成:蒲公英、蜂蜜各30克,苦参、地榆各15克,川芎10克。

用法:将蒲公英、苦参、地榆、川芎洗净,入锅,加适量水煎煮40分钟,去渣取汁,待药汁转温后调入蜂蜜,即成。上、下午分别服用。

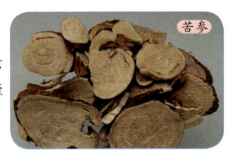

功效:清热解毒,利湿消肿。适用于湿毒内蕴型肛瘘。

妙方二　百合金银花饮

组成:百合30克,金银花20克,冰糖适量。

用法:将百合、金银花、冰糖同放入砂锅中,加水1000毫升,煎沸5分钟,凉后取汁即成。代茶,频频饮用。

功效:清热利湿,养阴托毒。适用于阴液亏虚型肛瘘,对口干口渴、舌红少津明显者尤为适宜。

妙方三　生黄芪煎

组成:生黄芪60～150克。

用法:水煎,取药汁。每日1剂,分2次服用。

功效:益气托毒。适用于气血不足型肛瘘,一般病程较长,外口皮色暗淡,脓液清稀,形瘦乏力。

妙方四　清炖果子狸

组成：狸肉150克，生姜2片，精盐少许。

用法：狸肉洗净，切片，与生姜共置炖盅内，加水适量，上锅隔水炖熟，入盐调味即成。饮汤食肉，顿服。

功效：除湿，解毒，益气。适用于肛瘘。

妙方五　女贞桑椹煎

组成：女贞子、制何首乌各12克，桑椹15克，旱莲草10克。

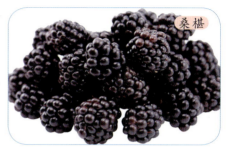
桑椹

用法：将女贞子、桑椹、制何首乌、旱莲草洗净，放入砂锅中，加适量水，大火煎沸，然后改用小火煎30分钟，滤汁；再将药渣加适量水，煎煮25分钟，滤取汁液，合并两次汁液。上、下午分别服用。

功效：养阴清热，利湿托毒。适用于阴液亏虚型肛瘘。

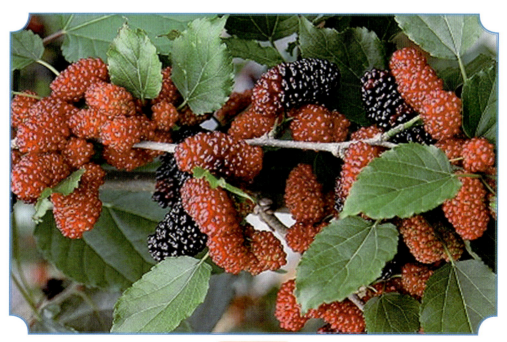

桑椹植物图

疝气

疝气俗称"小肠气",指腔体内容物向外突出的病症。因发病部位不同,一般分为腹股沟疝、股疝和小儿脐疝等。临床表现为阵发性腹痛、恶心、呕吐、局部隆起或阴囊坠胀,腹部有囊状肿物,咳嗽时可对肿物产生冲击,平卧时肿物缩小或消失。

中医认为,疝气多与肝经有关,故有"诸疝皆属于肝"之说。

妙方一 茯苓白术桂枝汤

组成:茯苓、台乌药、白术各9克,桂枝6克,炙甘草3克。

用法:水煎,取药汁。口服,每日1剂。

功效:温经通脉,燥湿健脾。适用于小儿疝气。

妙方二 朴硝肉桂饼

组成:朴硝40克,肉桂、丁香各4克,五倍子8克。

用法:上药共研细末,装瓶备用。用时取5~8克药末,以米醋调制成药饼,敷贴于脐部,用胶布固定,上加棉垫避免药物泄漏。隔3日换药1次。

功效:温中散寒,消肿生肌。适用于小儿脐疝。

妙方三 完疝汤

组成:柴胡、甘草、五味子各6克,白芍、铁线草、茜草根各15克,枳实、黄芪、荔枝核各12克,黄芩10克。

用法:水煎,取药汁。每日1剂,每日3次。

功效:升陷降气。适用于小儿疝气。

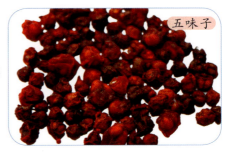
五味子

妙方四　槟榔佛手汤

组成：槟榔、佛手各18克，吴茱萸、香附、荔枝核、黄芪各15克，小茴香、橘核各12克，干姜10克，肉桂、甘草各6克。

用法：水煎，取药汁。口服，每日1剂。

功效：疏肝理气，散寒止痛。适用于疝气。

妙方五　三核附子大黄汤

组成：川楝子9克，苍术4.5克，小茴香5克，荔枝核6～9克，制附子、青木香、熟川军各3克。

用法：药用水浸泡10分钟，再水煎2次，每次煎煮30分钟，混合两煎所得药液。每日1剂，早、晚各服1次。

功效：消核软坚，理气散结，活血化瘀，散寒湿。适用于小儿睾疝。

妙方六　暖肝煎

组成：枸杞子、当归、茯苓各15克，小茴香、乌药、肉桂各10克，海沉香5克。

用法：水煎，取药汁。内服，每日1剂。7日为1疗程。

功效：滋补肝肾，调虚止寒，止痛散结。适用于疝气。

妙方七　煨雄猪肾

组成：雄猪肾1个，延胡索、黑牵牛各15克。

用法：猪肾去膜，将延胡索、黑牵牛填入猪肾内，以湿纸包裹，煨熟香即成。空心嚼，盐酒送下，需忌口。

功效：活血散瘀，利气止痛。适用于疝气。

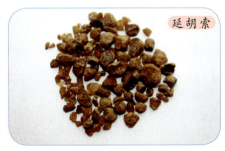
延胡索

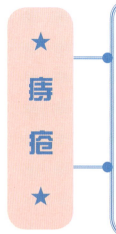

痔疮

痔疮，又名痔疮、痔核等。以20～40岁的人为多见，并随着年龄的增长而逐渐加重。痔疮包括内痔、外痔、混合痔，是肛门直肠底部及肛门黏膜的静脉丛发生曲张而形成的一个或多个柔软的静脉团的一种慢性疾病。

中医临床上将痔疮分为风伤肠络、湿热下注、气滞血瘀、脾胃虚弱四个证型。治疗时应以行气活血、逐瘀通络为主。

妙方一 地榆槐花饮

组成：地榆炭、槐花各30克，蜂蜜20克。

用法：将地榆炭、槐花洗净，入锅，加适量水，大火煮沸，改小火煎煮30分钟，去渣取汁，待药汁转温后调入蜂蜜，拌匀即成。上、下午分别服用。

功效：清热凉血止血。适用于热伤肠络型痔疮，对痔疮便血者尤为适宜。

妙方二 蒲公英汤

组成：鲜蒲公英100～200克。

用法：水煎，取药汁。每日1剂，分2次服用。

功效：消炎止血。适用于气滞血瘀型痔疮，症见便血色红、肛门滴血或喷射。

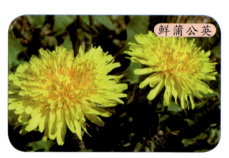

鲜蒲公英

妙方三 归芎益母饮

组成：益母草50克，当归30克，川芎10克。

用法：将益母草、当归、川芎放入锅中，加水煎汤，取汁即成。代茶，频频饮用。

功效：行气活血，调经止痛。适用于气血瘀滞型痔疮，对痔疮患者肛门坠胀疼痛明显及兼有月经不调、闭经、痛经者尤为适宜。

妙方四　鱼腥草生山楂饮

组成：鱼腥草20克，生山楂、白糖各10克。

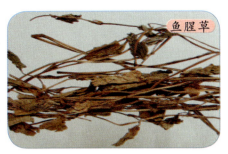

用法：将鱼腥草、生山楂洗净，入锅，加适量水煎煮30分钟，取汁，待药汁转温后调入蜂蜜，搅匀即成。代茶饮。

功效：清热解毒，凉血止血。适用于热伤血络型痔疮，对痔疮患者肛门肿痛明显者尤为适宜。

妙方五　仙鹤草猪大肠煎

组成：仙鹤草鲜根100克，猪大肠200克，盐少许。

用法：将仙鹤草鲜根、猪大肠分别洗净，放入锅内，加入凉水2500毫升，而后放入少量盐，沸后用小火炖，直到猪大肠炖熟，锅内的水约500毫升。早晚2次连汤一起服完，每日1剂。

功效：消炎止血。适用于内痔、混合痔，证属风伤肠络型，大便带血，血色鲜红，无明显肿痛。

妙方六　马齿苋黄连饮

组成：新鲜马齿苋100克，黄连5克，绿茶10克。

用法：将新鲜马齿苋拣去杂质后洗净，切成小段，与黄连一同放入纱布袋中，扎住袋口，再与绿茶同入砂锅，加水浓煎2次，每次20分钟，合并2次煎液即成。代茶，频频饮用。

功效：清热化湿，解毒止血。适用于湿热下注型痔疮便血。

第三章 骨伤科疾病奇方妙药

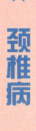

颈椎病

颈椎病是指因颈椎退行性变而引起颈椎管或椎间孔变形、狭窄，刺激、压迫颈部脊髓、神经根，并引起相应临床症状的疾病。临床上主要表为颈肩痛、头晕头痛、上肢麻木、肌肉萎缩，严重时可影响人的下肢行动，导致下肢麻痹、大小便障碍，甚至出现瘫痪。本病多发于四十岁以后的人，随着年龄增高，发病率也增高。

妙方一　颈愈汤

组成：炙黄芪24克，桂枝、白芍、当归、姜黄、鹿角胶（烊化）、乌梅、仙茅、制川乌、制草乌（先煎）各12克，乌梢蛇9克，葛根、淫羊藿各15克。

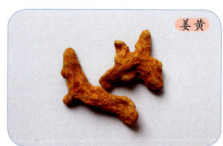

姜黄

用法：上药加水500毫升，煎取汁300毫升。每日1剂，分2次服用。15日为1疗程。

功效：祛风散寒，温经通络。适用于神经根型颈椎病。

妙方二　当归葛根二藤汤

组成：当归、鸡血藤、丹参、威灵仙、杭白芍各15克，葛根20克，钩藤12克，没药、川芎、黄芪、全蝎、地龙各10克，蜈蚣2条，桑枝5克，甘草6克。

用法：水煎，取药汁，药渣留下备用。药汁内服，每日1剂，每日2次。药渣热敷颈部1小时。5剂为1个疗程。

功效：祛风活血，除湿通络。适用于神经根型颈椎病。

妙方三　定眩汤

组成：当归、何首乌、僵蚕、制乳香、黄芪各10克，川芎30克，泽泻、淫羊藿各20克，丹参、葛根各25克，全蝎、炙甘草各6克。

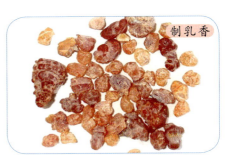
制乳香

用法：水煎，取药汁。每日1剂，分2次水服。10日为1个疗程。

功效：补肾固本，益气活血，化痰通络。适用于椎动脉型颈椎病。

妙方四　壮颈汤

组成：炙黄芪45克，当归、生地黄、熟地黄各25克，牛膝、赤芍、白芍各15克，川芎、羌活、桑枝、防风、地龙、穿山甲（先煎）各9克，丹参、桑寄生各30克，续断10克。

用法：水煎，取药汁。每日1剂，分次服用。5日为1个疗程。

功效：祛风通络，活血化瘀。适用于椎动脉型颈椎病。

妙方五　活血通颈汤

组成：当归12克，红花、丹参、川芎、白芷各10克，延胡索、葛根各16克，羌活、僵蚕各15克，桂枝9克，白芍20克，甘草6克。

用法：水煎，取药汁。每日1剂，分2次服用。15日为1个疗程。

功效：行气活血，解痉通络。适用于各型颈椎病。

妙方六　舒颈汤

组成：葛根、当归、白芍各15克，桂枝10克，炒白术12克，黄芪30克，茯苓、狗脊各20克，全蝎粉（装胶囊）3克。

用法：上药除全蝎粉外，水煎3次，合并三煎所得药汁。每日1剂，药汁分3次温服。每次服用时，以药汁送服全蝎粉胶囊。7剂为1个疗程。

功效：补气血，益肝肾，祛风寒，化痰湿，活瘀血，通经络。适用于颈椎病。

肩周炎

肩周炎是肩关节周围炎的简称，又名冻结肩、漏肩风、五十肩等，为肩关节周围软组织的无菌性炎症。肩关节周围炎是中、老年人的一种常见病，主要表现为肩关节疼痛及关节僵直。疼痛可为阵发性或持续性；活动与休息时均可出现，严重者一触即痛，甚至半夜会痛醒。部分患者疼痛可向颈、耳、前臂或手放射，肩部可有压痛。

中医学认为本病多由气血不足，营卫不固，风、寒、湿之邪侵袭肩部经络，致使筋脉收引，气血运行不畅而成；或因外伤劳损，经络滞涩所致。祛风散寒、舒筋通络、活血化瘀为其主要治法。

妙方一　防风当归汤

组成：防风、当归、苦杏仁、茯苓、秦艽、葛根各9克，桂枝、羌活各6克，黄芩、甘草各3克。

用法：水煎，取药汁。每日1剂，分次服用。

功效：祛风通络，散寒利湿。适用于痛点不明显的肩周炎。

妙方二　蠲痹汤

组成：羌活、独活、秦艽、甘草、乳香、木香、桑枝、海风藤各10克，当归、川芎各15克，桂心1克。

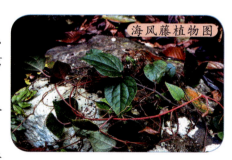

海风藤植物图

用法：水煎，取药汁。每日1剂，分次服用。

功效：益气和营，祛风胜湿。适用于肩周炎。

妙方三　三痹汤

组成：独活、秦艽、防风、当归、炙甘草、川芎各10克，细辛5克，白芍、熟地黄、杜仲各15克，党参、黄芪各20克，茯苓、续断、牛膝各12克，桂心1克。

用法：水煎，取药汁。每日1剂，分次服用。

功效：补益气血，培补肝肾，祛风散寒，除湿止痛。适用于风寒型肩周炎。

妙方四　桑枝防己汤

组成：桑枝15克，防己6克，黄芪12克，当归、茯苓、威灵仙、秦艽各9克，川芎4.5克，升麻3克。

用法：水煎，取药汁。每日1剂，分次服用。

功效：祛风除湿。适用于肩周炎。

妙方五　桂枝芍药知母汤

组成：桂枝、芍药、知母、防风、白术各9克，制附子8克，麻黄、炙甘草各6克，生姜3片。

用法：水煎，取药汁。每日1剂，分次服用。

功效：祛风湿，清热毒，止痹痛。适用于风寒湿痹型肩周炎。

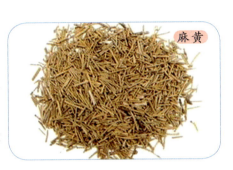

麻黄

妙方六　舒筋养血汤

组成：当归、生地黄、熟地黄各12克，鸡血藤、赤芍、白芍、炙甘草、威灵仙各10克，桂枝、蜈蚣、橘络各6克，黄芪15克，细辛1克。

用法：水煎，取药汁。每日1剂，分次服用。

功效：益气养血，活血通络，祛风止痛。适用于肩周炎。

妙方七　加减黄芪桂枝五物汤

组成：黄芪、白芍各30克，当归、桂枝、姜黄各15克，羌活、伸筋草、红花、威灵仙、没药各10克。

用法：水煎，取药汁。每日1剂，分次服用。

功效：调和营卫气血，活血通络止痛。适用于损伤型肩周炎，症见肩关节疼痛剧烈，有针刺样痛感，手臂活动时疼痛加重，同时关节屈伸不利，苔薄白，脉细涩。

软组织损伤

软组织是指人体的皮肤、皮下组织、肌肉、肌腱、韧带、关节囊、滑膜囊、神经、血管等,具有保护人体脏器、支持身体运动等功能。软组织损伤是一种由于牵拉、挤压或长期超负荷工作引起骨组织损伤的疾病,是常见的骨科疾病的一种。典型症状为疼痛、肿胀、畸形、功能障碍。疼痛为局限性,咳嗽、深呼吸都可导致疼痛加剧。肿胀是由软组织内出血或炎性反应所致。软组织损伤严重时,会影响到肢体和人体行走等活动。另外,根据损伤的情况,伤口和创面会有出血现象。

软组织损伤属中医跌打损伤的范畴。中医治疗这种病有许多经验并总结了许多方法,原则为活血散瘀、行气止痛、消肿。

妙方一 栀黄酒

组成:栀子60克,大黄、没药、乳香、一枝蒿各30克,樟脑饼7克。

用法:上药共研成细末,放入容器内,加白酒适量(以淹没药物为度),密封浸泡14日。取药外敷患处,敷药范围与疼痛面积大小相应,然后用敷料盖上,再用胶布固定。

功效:消肿止痛。适用于软组织损伤。

妙方二 消瘀止痛膏

组成:生川乌、生栀子、赤芍各1000克,紫荆皮、川续断、生天南星、泽兰、白芷各500克。

用法:上药共研细末,过45目筛,与凡士林、蜂蜜混合调成膏状,三者的比例约为2∶1∶4.5,贮藏备用。制膏时,需先把凡士林、蜂蜜加热。取少许药膏摊纱布上,然后敷患处,再用绷带固定。切记,皮肤破损者勿直接敷用。

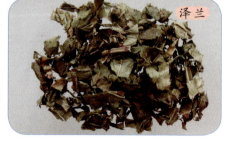

泽兰

功效:消肿止痛。适用于软组织损伤。

妙方三　三六九软膏

组成：乳香、莪术、三棱、木香、没药、延胡索各250克，丁香、羌活、甘松、当归、山柰各200克，生川乌、生草乌、地鳖虫、红花各300克，血竭400克，煅自然铜500克，冰片100克。

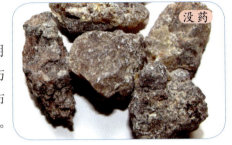
没药

用法：上药（冰片除外）全部晒（烘）干，碾成粉末，拌入冰片细末，和匀后用凡士林调成糊状，装入药罐内备用。视伤痛部位面积大小，将软膏均匀地摊在纱布上，软膏表面再撒些冰片粉，然后敷于患处。2～3日换药一次，直到病愈。

功效：活血化瘀，行气止痛。适用于软组织损伤。

妙方四　土鳖川芎膏

组成：雄土鳖、川芎各12克，胆南星、血竭、红花、防风、白芷、升麻各15克，没药24克，马钱子（微炒）9个，龙骨、羌活、螃蟹壳、当归、菖蒲各9克，净乳香30克。

用法：上药共研为极细末，装瓶备用。治疗伤患处时，将药末与适量的凡士林调成软膏，然后将软膏摊在纱布上，敷于组织损伤处。药量大小视软组织损伤面积而定，用药厚度为0.2～0.3厘米。每3日换药一次。

功效：软坚散结。适用于软组织损伤。

妙方五　活血止痛膏

组成：红花、赤芍、栀子、白芷、乳香、没药、桃仁各15克，大黄30克。

用法：上药共研极细末，用酒调匀成糊状，备用。外敷患处，连敷3～4日，换药1次。

功效：散瘀止痛，活血通经。适用于软组织损伤。

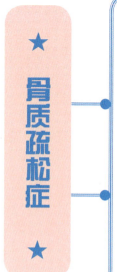

骨质疏松症

骨质疏松症是由多种原因导致的骨密度和骨质量下降，骨微结构破坏，造成骨脆性增加，从而容易发生骨折的全身性骨病。

中医也对骨质疏松症有所研究，认为该病可划分为三种类型：一是肝肾亏虚型，症见头晕目眩，耳鸣口干，少寐健忘，体疲乏力，腰膝酸软，佝偻日进，步履艰难，舌红苔少，脉沉细；二是脾肾阳虚型，症见神疲体倦，面色不华，肢冷畏寒，腰背酸痛，便溏，舌淡，苔薄白，脉沉细；三是气滞血瘀型，症见骨痛，腰酸背疼，胁肋胀闷，亦可见四肢关节畸形，舌色暗红，舌苔白腻，脉沉弦。中医认为，治疗骨质疏松症亦补肾补脾、固精益气。

妙方一　壮肾补骨方

组成：杜仲、补骨脂各20克，枸杞子、地黄各15克，女贞子、菟丝子、茯苓、当归、龟板、续断、鹿角胶（另冲）各10克，黄芪、川芎、牛膝各6克，大枣6枚。

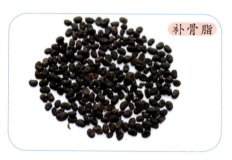

补骨脂

用法：水煎，取药汁。每日1剂，连服10个月。

功效：补肝肾，壮筋骨，益脾气，固精气。适用于骨质疏松症。

妙方二　二仙肾气汤

组成：仙茅、淫羊藿、山药、泽泻、山茱萸、茯苓、牡丹皮、当归、川芎各10克，熟地黄15克，肉桂3克，附片、青皮、陈皮各5克。

用法：水煎，取药汁。每日1剂，20日为1个疗程。

功效：温补肾阳。适用于骨质疏松，肾虚腰背痛。

妙方三　山药枸杞甲鱼汤

组成：怀山药10～15克，枸杞子5～10克，甲鱼1只（300～500克），姜片、盐、料酒各少许。

用法：甲鱼放入热水中宰杀，剖开洗净，去内脏，然后与枸杞子、怀山药一起炖熟,加入姜、盐、酒少许调味,即成。佐餐食用。

功效:滋阴补肾,益气健脾。适用于骨质疏松症。

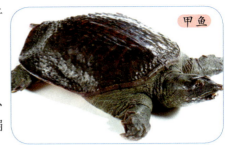
甲鱼

妙方四 参苓白术散

组成:莲子肉(去皮)500克,薏苡仁、缩砂仁、桔梗(炒至深黄色)50克,白扁豆(姜汁浸,去皮,微炒)75克,白茯苓、人参、甘草(炒)、白术、山药各100克,大枣若干。

用法:将上述各药(大枣除外)研为细末,备用。每次服6克,大枣煎汤送服。

功效:益肾健脾。适用于脾肾阳虚型骨质疏松症。

妙方五 黄豆猪骨汤

组成:鲜猪骨250克,黄豆100克。

用法:黄豆提前用水泡6～8小时;将鲜猪骨洗净,切断,置水中烧开,去除血污;然后将猪骨放入砂锅内,加生姜20克,黄酒200毫升,盐适量,加水1000毫升,经煮沸后,用小火煮至骨烂,放入黄豆继续煮至豆烂,即可食用。每日1次,每次200毫升,每周1剂。

功效:补骨壮骨。适用于骨质疏松症。

妙方六 龟板鳖甲粉

组成:龟板、鳖甲板各150克。

用法:将龟板、鳖甲板烤炒后用醋淬,共研成细末,瓶装备用。温开水送服,每日2次,每次3克。

功效:滋阴潜阳,补肾健骨。适用于骨质疏松症。

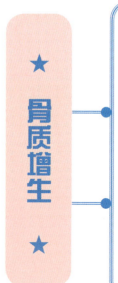

骨质增生

骨质增生是一种常见的骨质不同程度的增生性改变，又称为退变性关节病、增生性关节炎、骨刺等。骨质增生的部位很多，包括颈椎、腰椎、膝盖骨、跟骨等。部位不同，症状也有很大的差异，如腰椎骨质增生，腰椎及腰部软组织产生酸痛、胀痛、僵硬与疲乏感，一旦影响到坐骨神经，疼痛剧烈，向下肢放射；跟骨质增生时，脚底疼痛，早晨重，下午轻，起床下地第一步痛不可忍，有石硌、针刺的感觉，活动开后症状减轻。骨质增生分原发性和继发性两种，一般多发生在中年以上，与年龄、慢性劳损、外伤、代谢、精神等多种因素相关。本病属中医的"骨痹"范畴，治疗时宜滋补肝肾、活血通络、除寒散寒。

妙方一　骨金丹14号

组成：制马钱子、制川乌、制草乌各5克，威灵仙、川续断、桑寄生、赤芍各10克，乳香、没药各15克，茜草、丁公藤各20克。

用法：上药烘干为末，炼蜜为丸，丸重10克。（马钱子沙炒，以黄褐色为度。）每次1丸，早、晚空腹服用。3个月为1个疗程。

功效：温经活络，散寒。适用于寒湿型骨质增生。

妙方二　威灵苁蓉汤

组成：威灵仙、肉苁蓉、熟地黄、青风藤、丹参各15克。

用法：上药加水煎2次，混合所煎得药汁。每日1剂，每日2次分服。

功效：补肾益精，祛风通络。适用于颈椎、腰椎、足跟等部位的骨质增生。

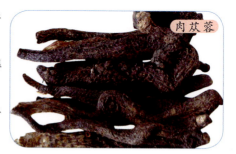

肉苁蓉

妙方三　补肾克刺汤

组成：淫羊藿、独活、木瓜、杜仲各15克，巴戟天、川芎、鹿胶（兑服）各10克，薏苡仁30克，续断、狗脊、黄芪各20克，当归12克，炙甘草3克。

用法：水、酒各半，煎取药汁。每日1剂，口服。

功效：补肾壮骨，祛风散寒，除湿通络。适用于腰椎骨质增生。

妙方四　木瓜灵脾汤

组成：淫羊藿、鹿衔草、鸡血藤各30克，骨碎补、木瓜各15克，熟地黄、当归、鳖甲、龟板、甘草各10克，桂枝、细辛各5克。

用法：水煎，取药汁。每日1剂，分2次温服。

功效：滋补肝肾，活血通络，软坚化瘀。适用于骨质增生。

妙方五　威灵仙甲散

组成：威灵仙60克，穿山甲、乌梢蛇、土鳖虫各30克，白花蛇2条，皂角刺、生川乌、生草乌、透骨草、细辛、川芎、茜草、生没药、生乳香各50克，冰片15克。

用法：上药共研为极细末，用米醋（或黄酒）调成糊状，备用。将药糊敷于患处，隔日换药1次。7日为1个疗程。

功效：祛风湿，消骨鲠，通经络。适用于骨质增生。

乌梢蛇

妙方六　益肾坚骨汤

组成：黄芪、鸡血藤各30克，干地黄20克，骨碎补、狗脊、续断、菟丝子、枸杞子、葛根、当归、白芍、川芎各12克，补骨脂15克。

用法：水煎，取药汁。每日1剂，每日2次。

功效：益肾养血，和络止痛。适用于颈椎骨质增生。

妙方七　骨质增生疼痛缓解方

组成：杭白芍30～60克，制川乌、制草乌（先煎）各12克，生甘草10克，野木瓜15克，威灵仙、黄精各30克。

用法：水煎，取药汁。每日1剂。

功效：滋补肝肾，去邪止痛。适用于骨质增生，包括颈椎腰椎、膝关节、足跟骨质增生等引起的疼痛、麻木等。

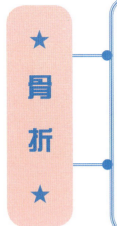

骨折

骨的完整性遭到破坏或连续性中断时，称为骨折。按外伤造成的后果，分为闭合性骨折、开放性骨折；按骨折程度，可分为不完全骨折（仍有部分骨质相连）和完全骨折（骨质完全离断）。骨折发生后，应及时就医。骨折固定期应遵医嘱定期复查。

妙方一　续骨糖蟹糕

组成：续断、骨碎补各 6 克，白砂糖 30 克，鲜活河蟹 250～300 克。

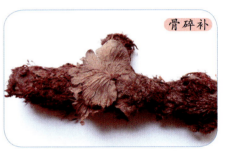
骨碎补

用法：将续断、骨碎补混合粉碎，过 100 目筛备用，鲜活河蟹去泥污，连壳捣碎，以细纱布过滤取汁，装入碗中，加入续断、骨碎补及白砂糖，锅中加少许水，把碗放入锅中蒸 30 分钟成糕状，即成。温服，每日 1 次，晚间服用。7 日为 1 个疗程。

功效：接骨续筋。适用于骨折。

妙方二　壮骨汤

组成：制何首乌、熟地黄、丹参、续断、当归、枸杞子各 15 克，鹿角胶、骨碎补、甘草、千年健各 10 克，黄芪、煅龙骨各 30 克，砂仁 6 克，三七粉（吞服）5 克。

用法：水煎，取药汁。每日 1 剂，分 2 次服用。2 周为 1 个疗程。

功效：补肾壮骨，益气活血，接骨续筋。适用于骨折。

妙方三　生骨散

组成：骨碎补 30 克，煅自然铜、金毛狗脊、龙骨、牡蛎各 50 克，龟板、鳖甲各 20 克。

用法：研为细末，装胶囊，每粒 1.5 克。每日 3 次，每次 3 粒。

功效：强筋壮骨，活血止痛，补肝益肾。适用于骨折。

妙方四　接骨汤

组成：熟地黄、党参、当归、怀山药各30克，云苓、补骨脂各18克，白术、龟板各15克，炙甘草10克，赤芍、川续断、骨碎补各20克。

用法：水煎，取药汁。每日1剂，分2次服用。

功效：补益气血，生髓壮骨。适用于骨折延迟愈合。

妙方五　接骨续筋汤

组成：黄芪、赤芍、煅自然铜、白芍、落得打、补骨脂、杜仲、枸杞子各10克，当归、党参、生地黄、川续断、骨碎补各15克，地鳖虫、制乳香、制没药各5克。

用法：上药水煎2次，每煎得药液100毫升，混合两煎所得药液。每日2次，每次口服100毫升。2周为1个疗程，连续服用3个疗程。

功效：活血化瘀，接骨续筋。适用于骨折。

妙方六　续骨汤

组成：煅自然铜、地龙各10克，骨碎补15克，续断12克，龙骨20克，鹿角片30克，地鳖虫、血竭各6克。

用法：水煎，取药汁。每日1次，分2次服用。15日为1个疗程。

功效：补肝益肾，接骨续筋。适用于骨折愈合迟缓。

妙方七　健脾补肾汤

组成：党参、黄芪各20克，白术、山药、茯苓、生地黄、山茱萸、续断、骨碎补、牡蛎各15克，陈皮、当归、自然铜各10克，木香、甘草各5克。

用法：水煎，取药汁。每日1剂，分2次服用。6周为1个疗程。

功效：健脾益肾，接骨续筋。适用于骨折愈合迟缓。

第四章 皮肤科疾病奇方妙药

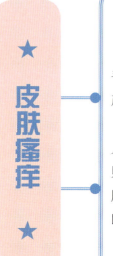

皮肤瘙痒

皮肤瘙痒是指全身皮肤瘙痒难忍，人不由自主地用手指搔抓，致使皮肤出现明显抓痕，甚至皮肤被抓破，产生血痂，但不起风团。

中医则把皮肤瘙痒称为"痒风"，认为此症是老年人肝肾不足、肾阴亏虚而导致血虚，血虚致血燥，血燥则血液无法充分营养肌肤，加之风邪乘虚而入，于是皮肤瘙痒产生了。治疗皮肤瘙痒，中医有四个基本原则，即滋补肾阴、养血润燥、祛风除湿、行血通络。

妙方一 四地饮

组成：地肤子、生地黄、熟地黄、地龙、当归、丹参各20克，乌梢蛇25克，白鲜皮、白芍、赤芍各15克，蝉蜕8克，甘草5克。

用法：上述诸药加水，以小火浓煎2次，每次煎取药液250毫升，两次煎液混合共得500毫升。每日1剂，分3次服食。

功效：滋阴养血，祛风除湿，活血通络。适用于全身皮肤瘙痒，痒无定处，昼轻夜重。

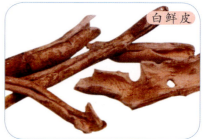

白鲜皮

妙方二 加味四物汤

组成：熟地黄、何首乌、当归、白芍、川芎、威灵仙、刺蒺藜各12克，地肤子20克，蛇蜕1克，防风、全蝎各6克，白鲜皮15克。

用法：将上述药物加冷水浸泡半小时后煎煮，取汁150毫升，两煎后混匀。每日1剂，分早、晚2次温服。

功效：养血润燥熄风，祛风除湿止痒。适用于单纯性老年皮肤瘙痒。

妙方三　丹蝉土地饮

组成：土茯苓30克，熟地黄、丹参、地肤子、生地黄各20克，牡丹皮15克，土鳖虫、蝉蜕、僵蚕各10克。

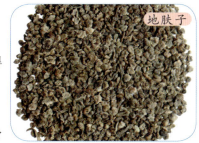

地肤子

用法：上述诸药加水，以小火浓煎2次，每次煎取药液250毫升，两次煎液混合共得500毫升。每日1剂，每剂分3次服。

功效：滋阴养血，凉血润燥，祛风除湿，清热解毒。适用于老年性皮肤瘙痒。症见全身瘙痒，不起风团，昼轻夜重。

妙方四　大枣桂枝干姜饮

组成：大枣12枚，桂枝6克，干姜9克。

用法：上述三味共煎取汁，即成。每日1剂，代茶饮之。

功效：益气和营，止痒。适用于各种皮肤瘙痒。

妙方五　七味地黄益母汤

组成：熟地黄、山茱萸各20克，怀山药、益母草各30克，泽泻、牡丹皮、茯苓各10克。

用法：上药水煎，取药汁200毫升。每日1剂，分早、晚2次温服。10日为1个疗程。服药期间，忌食辛辣之物。

功效：养血熄风，滋阴止痒。适用于老年性皮肤瘙痒。

妙方六　润肤止痒液

组成：生甘草、蛇床子各30克。

用法：上药加水煎2次，滤渣取汁，浓煎至200毫升，装瓶备用。取少许药液，搽涂皮痒处。

功效：润肤止痒。适用于老年性皮肤瘙痒。

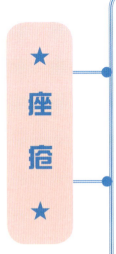

痤疮

痤疮，俗称青春痘、粉刺、暗疮，是青春期常见的皮肤病。痤疮是一种发生于毛囊皮脂腺的慢性皮肤病。中医学称之为"粉刺""面粉渣""酒刺""风刺"等，并认为素体阳热偏盛是痤疮发病的根本原因；饮食不节，外邪侵袭是致病的条件；血瘀痰结使病情复杂深重。素体阳热偏盛，加之青春期生机旺盛，营血日渐偏热，血热外壅，气滞血瘀，蕴阻肌肤，而发本病；或因过食辛辣肥甘之品，肺胃积热，循经上熏，血随热行，上壅于胸面。若病情日久不愈，气血郁滞，经脉失畅；或肺胃积热，久蕴不解，化湿生痰，痰瘀互结，致使粟疹日渐扩大，或局部出现结节，累累相连。中医治疗痤疮，应辨证施治。

妙方一　平痤汤

组成：金银花、白花蛇舌草各20克，川芎、苍术、合欢皮、僵蚕各10克，丹参、赤芍、山楂、大贝母、玄参、炒栀子各12克，夏枯草15克。

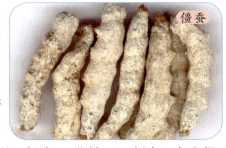
僵蚕

用法：上药加水煎2次，混合两煎所得药汁，药渣留用。口服药汁，每日1剂，早、晚分服。药渣煮水取汁，趁温热外敷患处，每次15分钟。15剂为1个疗程。

功效：清热解毒，活血化瘀，祛湿散结。适用于痤疮。

妙方二　五黄汤

组成：黄连、黄芩、黄柏、栀子、桑叶各10克，大黄10～15克，连翘、牡丹皮各12克，桑白皮、丹参、赤芍各15克，生甘草6克。

用法：上药用水浸泡30分钟，然后再煎30分钟，取药汁；再加水煎，再取药汁，混合两煎所得药汁，备用。每日1剂，早、晚分服。大便溏薄者，大黄适当减量。

功效：清热凉血止痛，活血祛瘀生新。适用于痤疮。

妙方三 加减芍药汤

组成：芍药、石膏各30克，当归、黄连、槟榔、大黄、牡丹皮、白芷、茯苓、甘草各15克，木香、黄芩各20克，升麻、肉桂各6克。

用法：水煎服。

功效：清热燥湿，行气活血。适用于痤疮。

妙方四 颠倒散

组成：大黄、硫黄各等份（各30克）。

用法：上药共为细末，调匀备用。以凉开水调2克，敷患处，每日1～2次。

功效：活血祛瘀。适用于痤疮。

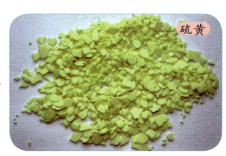

硫黄

妙方五 硝丑饮

组成：芒硝、白丑、大黄各30克，黄芩、黄连、浙贝母、天花粉、白芷、桔梗各20克。

用法：上药共研成粗末，备用。每次取药末15～30克，以沸水冲服，每日2次。连服5日为1个疗程。

功效：清泻心肺，散结消肿。适用于痤疮。

妙方六 消痤汤

组成：生地黄、虎杖、丹参、白花蛇舌草各30克，玄参、黄柏、麦冬、知母、土大黄各9克，地骨皮、桑白皮、生山楂各15克，生甘草3克。

用法：上药3煎，前2煎所得药汁混合，备服；第3煎药汁作为洗剂，备用。口服前2煎的药汁，每日1剂；第3剂药汁晾温，熏洗患处，每晚1次，每次20～30分钟。

功效：清热利湿，活血解毒，化痰软坚。适用于痤疮。

妙方七 粉刺汤

组成：金银花、橘核、赤芍、茵陈、牡丹皮各15克，苍术、大贝母各12克，蒲公英21克，薏苡仁30克，黄柏、桃仁、半夏各9克，甘草6克。

用法：水煎，取药汁。口服，每日1剂。7剂为1个疗程。大便秘结者，加大黄9克；血热明显、皮疹鲜红者，加生地黄15克；瘙痒甚者，加白鲜皮30克。

功效：清热化湿，凉血活血，化痰散结。适用于痤疮。

腋臭

腋臭俗称狐臭,主要症状是腋窝等褶皱部位散发难闻气味,似狐狸肛门排出的气味,故名。腋窝处有大汗腺分布,排出的汗液中往往含有较多的脂肪酸,呈淡黄色,当其浓度达到一定程度,再经细菌的分解,进而产生不饱和脂肪酸,遂发出难闻的气味。腋臭虽然不算什么疾病,但它影响患者的社会生活,甚至可以导致患者心理障碍。

妙方一 青木香散

组成:青木香60克,附子、白灰各30克,矾石15克。

用法:上药合研为细末。将药末搽腋下。

功效:收敛干燥,杀毒消毒。适用于腋臭。

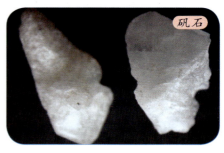

矾石

妙方二 复方陀僧散

组成:密陀僧、枯矾各30克,冰片6克。

用法:上药研成细末,装入有色玻璃瓶中备用。先用水清洗腋窝,拭干,将药粉涂于局部并揉擦片刻。秋冬不出汗时,每日涂2次。20日为1个疗程。

功效:敛汗,清毒,除臭。适用于腋臭。

妙方三 五香散

组成:檀香、鸡舌香、沉香、零陵香各9克,麝香1克。

用法:上药共研为细末,备用。每次取0.15克,水调为糊,搽涂腋下。3日1次。

功效:芳香辟秽。适用于腋臭。

妙方四 腋臭良方

组成：雄黄、煅石膏各 120 克，白矾 240 克。

用法：上药合研为细末，用水调成药糊，备用。以手指取适量药糊，搽在腋窝处。每日 2 次。

功效：敛汗除臭。适用于腋臭。

妙方五 腋臭散

组成：密陀僧 24 克，枯矾 6 克。

用法：上药合研成细末。将药末扑撒在腋窝处，每日 1 次。

功效：敛汗，除臭。适用于腋臭。

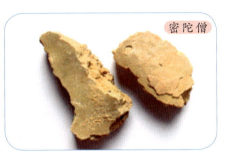

密陀僧

甲癣

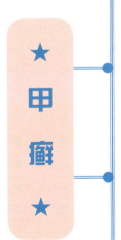

甲癣俗称灰指甲，是由浅表皮肤真菌侵犯手指、足趾甲板或甲下的一种甲霉菌病。在甲类疾病中，甲癣占一半以上，趾甲发病率要高于指甲。本病初起时，一般无自觉症状，只是合并甲沟炎时，才有疼痛、瘙痒感。病甲颜色出现变化，通常变为灰黄色，故名"灰指甲"。病甲形状和质地也出现明显的改变，甲变厚、失去光泽等，变形微凹，甚至成"钩"状、"喇叭"状。

与其他癣类一样，甲癣是种顽疾，任其发展下去，不仅指（趾）甲全部脱落，严重影响美观，而且还会引起人体其他组织病变，导致血管炎。

中医认为，甲癣多因手足癣日久不愈，虫毒蔓延至甲，以致肝虚血不荣爪而致。治疗以局部用药为主。

妙方一 花椒醋浸液

组成：花椒、大枫子、明矾各 10 克，皂角、雄黄、砒霜各 5 克，土槿皮 30 克，凤仙花适量，米醋 1500 毫升。

用法：将上述所有中药用米醋浸泡 1 日，次日煮沸后放凉，将药液倒入瓷器内备用。每日 2 次浸泡患甲，每次 30 分钟。

功效：解毒，杀虫，止痒。适用于甲癣。

妙方二　解毒杀虫液

组成：蛇床子、苦参、野菊花、土大黄各 15 克，黄柏 10 克。

用法：上药加水 250 毫升，煎沸 5 分钟。药汁晾温后，浸泡患处，每晚 1 次，每次不少于 30 分钟。7 日为 1 个疗程。

功效：清热解毒，杀虫止痒。适用于甲癣。

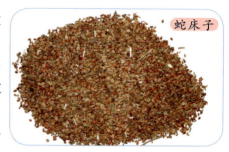
蛇床子

妙方三　荆防红枫液

组成：荆芥、红花、防风各 5 克，大明矾 15 克，五加皮、大枫子、地骨皮各 10 克，皂角 2 根，陈醋 1000 毫升。

用法：上述各味中药浸泡醋中，24 小时后去渣取汁。取药汁适量，倒入小瓶内，以浸没患指（趾）甲为度，每日 2 次，每次 20 分钟。30 日为 1 个疗程。1 个疗程过后停药 5 日，再进行下个疗程。一般 2～3 疗程后观察疗效。

功效：祛风杀虫，解毒止痒。适用于甲癣。

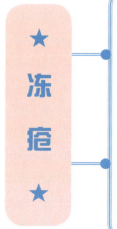

冻疮

冻疮是冬季常见病，寒冷是发病的主要原因，一般在气温 10℃ 以下的湿冷环境中易发，至春季气候转暖后自愈，但下一个冬天如果护理不好，会再次复发。本病多见于儿童、青年妇女和血液循环不良的人。好发于手、足、耳郭、面颊等处，初起损害为局限性红斑或暗红带紫色肿块，有痒感，受热后更剧。重症冻疮会导致皮损、皮肤溃烂，流出淡黄色或血性浆液，伴有疼痛。

冻疮

妙方一　桂枝乌头酊

组成：桂枝 50 克，生川乌、生草乌各 30 克，细辛、红花、樟脑、冰片各 10 克，75% 酒精 750 毫升。

用法：上述各味中药浸于酒精中，7 日后用纱布过滤，取上清液备用。先清洗皮损处，拭干后搽以药液。每日 3～5 次。

功效：消肿止痒。适用于用于冻疮初发，疮面溃烂者勿用。

妙方二　白及凡士林膏

组成：白及 10 克，凡士林 100 克。

用法：将白及研成细末，与凡士林调成软膏。将药膏涂于患处，每日 3 次。

功效：收敛止血，消肿生肌。适用于冻疮。

妙方三　冻疮膏

组成：肉桂、熟地黄、紫草各 15 克，木香 3 克，黄柏、炒苍术各 30 克，凡士林适量。

用法：上药除凡士林外，共研为细末，然后以凡士林调为软膏。取少许软膏，涂于患处。

功效：散寒止痛，活血生肌。适用于冻疮。

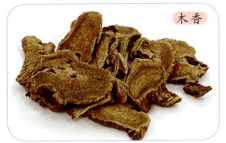

木香

妙方四　白蜜猪油膏

组成：白及粉 1 份，蜂蜜 3 份，猪油 6 份。

用法：将猪油炼好凝固后，兑入蜂蜜、白及粉，调匀即成。先用棉签蘸淡盐水清洗冻疮溃烂面，再涂适量药膏，以敷料包扎即可。

功效：止痛消肿，敛疮生肌。适用于冻疮溃烂。

妙方五　桂枝加黄芪汤

组成：桂枝、炙甘草、大枣、生姜各 10 克，赤芍 15 克，细辛 5 克，黄芪 30 克。

用法：上药水煎，取汁 300 毫升。每日 1 剂，分 3 次温服。7 日为 1 个疗程。

功效：调和营卫，散寒消肿。预防冻疮，或用于冻疮初起及手足部冻疮。

妙方六　当归黄柏膏

组成：当归、黄柏各30克，麻油20毫升，蜂蜡适量。

用法：将当归、黄柏和麻油三味混匀，加热10分钟，再加入蜂蜡，待蜡熔化后离火，冷却即成药膏。取适量药膏搽涂患处，每日1～2次。

功效：解毒生肌。适用于冻疮。

妙方七　仙人掌方

组成：仙人掌适量。

用法：将仙人掌去刺，洗净，切成薄片后捣烂，备用。将捣烂的仙人掌涂于皮损处，然后用绷带包扎好。每隔2日换药1次。

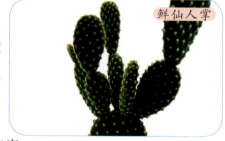
鲜仙人掌

功效：舒筋活络，疗伤止血。适用于冻疮。

妙方八　冻疮酊

组成：王不留行、当归、红花各50克，干姜、桂枝各30克，细辛、樟脑、冰片各10克，75%酒精750毫升。

用法：上述各味中药浸于酒精中，7日后用纱布过滤，取上清液备用。先清洗皮损处，拭干后搽以药液。每日3～5次。

功效：消肿止痒。适用于冻疮，疮面溃烂者勿用。

妙方九　当归四逆汤

组成：桂枝12克，赤芍、当归各15克，炙甘草6克，通草5克，细辛、生姜各10克，大枣5枚。

用法：上药加水煎煮，取汁300毫升。每日1剂，分3次温服。7日为1个疗程。

功效：温经散寒，养血通脉。适用于冻疮初起，以及手足部冻疮。

汗疱疹

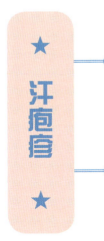

汗疱疹又称为出汗不良,为一种手掌、足跖部的水疱性疾患。本病的发生与精神因素、手足多汗及汗液排泄不通畅有关。病人治疗期间应注意保护双手和双脚,勤换袜子,少接触肥皂、洗衣粉等有刺激性的化学物品。治疗时宜清热凉血利湿。

妙方一 乌蛇蝉蜕汤

组成:乌梢蛇、荆芥、牡丹皮、赤芍、苦参、藿香、佩兰各10克,蝉蜕8克,薏苡仁15克,土茯苓30克,牡蛎20克。

用法:水煎3次,取药汁。每日1剂,第1、第2煎口服,第3煎取汁浸泡患处。

功效:祛风止痒,解毒除湿。适用于汗疱疹。

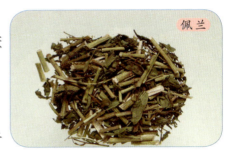

佩兰

妙方二 浸泡方

组成:王不留行、白鲜皮、白及各30克,明矾10克。

用法:将上述药物(除明矾外)加水2000毫升,先浸泡30分钟,再煎至水沸后20分钟。然后加入明矾,再煎10分钟。用双层纱布过滤取汁。趁热泡洗患处。每日泡洗2次,每次15~20分钟。再泡时加温即可。每日1剂,3日为1个疗程。

功效:活血通络,祛风清热,燥湿止痒,生肌润肤。适用于汗疱疹、剥脱性角质松解症、手足多汗。

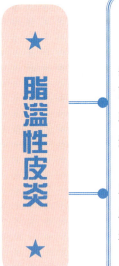

脂溢性皮炎

脂溢性皮炎是一种皮肤炎症，多发生于头皮、眼睑、鼻等皮脂腺丰富的部位。主要症状为头皮糠状脱屑，或头、面等部位出现红色或黄色的斑片，表皮覆有油脂性鳞屑或痂皮，严重时可渗出液体；自觉瘙痒，人会搔抓痒处来止痒。

中医将脂溢性皮炎归属于"白屑风"范畴，认为是血燥，复感风热，郁久化燥，肌肤失去濡养所致。另外，此病还与过食辛辣、肥腻等食物，脾胃运化失常，湿热积于皮层有关。

妙方一　苦参菊鲜洗方

组成：苦参、白鲜皮、野菊花各30克，硫黄10克。

用法：上药水煎，取汁。以药汁温洗皮损处。

功效：解毒止痒。适用于脂溢性皮炎。

妙方二　透骨草洗方

组成：透骨草、侧柏叶各120克，皂角60克，明矾9克。

用法：上药加水2000毫升，沸煮10分钟，晾温后备用。以药汁温洗皮损处，洗浴15分钟。每周洗2次。

功效：除脂止痒。适用于脂溢性皮炎。

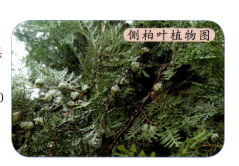

侧柏叶植物图

妙方三　苍耳子王不留行洗方

组成：苍耳子、王不留行各15克，苦参13克，明矾8克。

用法：上药加水1500毫升，煎沸后去渣取汁，备用。以药汁洗皮损处，每次15分钟。每日1剂，可洗2次，间隔3日再用1剂。

功效：解毒止痒。适用于脂溢性皮炎。

脂溢性皮炎

妙方四　白鲜皮生地酒

组成：白鲜皮15克，鲜生地黄30克，白酒150毫升。

用法：将白鲜皮、生地黄浸泡入白酒内，5日后去渣取汁，备用。以药汁擦洗头部。

功效：清热燥湿，祛风解毒。适用于脂溢性皮炎。

妙方五　萝卜缨马齿苋粥

组成：萝卜缨、马齿苋、薏苡仁各30克。

用法：上味分别洗净，依常法煮粥即成。每日1次，随意服食，30天为一疗程。

功效：健脾胃，消热解毒。适用于脂溢性皮炎。

妙方六　芥菜黄瓜柿子汁

组成：芥菜150克，黄瓜、西红柿各100克。

用法：上味捣烂取汁。饮服，每日1次。

功效：解毒，除瘀。适用于脂溢性皮炎。

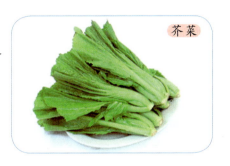
芥菜

妙方七　苦参酒

组成：苦参310克，野菊花、百部、凤眼草各90克，樟脑125克，白酒5000毫升。

用法：前四味浸入白酒中，密封7日，再入樟脑备用。以药酒搽涂患处，每日1~2次。

功效：止痒。适用于脂溢性皮炎、瘙痒症等。

妙方八　柏叶酊

组成：鲜侧柏叶30~60克，60%酒精适量。

用法：侧柏叶切碎，浸入酒精中，以酒精能淹过药面为度，密封7日即成。取药液搽患处。

功效：凉血，祛风湿，散肿毒。适用于脂溢性皮炎。

接触性皮炎

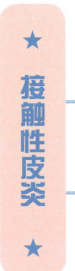

接触性皮炎是因为皮肤、黏膜接触刺激物或致敏物后，在接触部位所发生的急性或慢性皮炎。能引起接触性皮炎的物质很多，有原发性刺激物和致敏物。有些在低浓度时为致敏物，但浓度增高时，则具有毒性和刺激性。它们的来源可分为动物性、植物性和化学性三大类。中医学根据接触物的不同，分别命名"马桶癣""漆疮""膏药风""粉花疮"等，治疗时宜疏风解毒、清热除湿。

妙方一　金银花藤公英汤

组成：金银花藤、蒲公英各15克，蜂房、薄荷（后下）、地龙各9克，桔梗、甘草各6克。

用法：水煎，取药汁。口服，每服1剂。

功效：疏风止痒，清热解毒。适用于接触性皮炎。

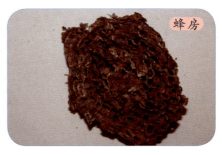

蜂房

妙方二　荆芥防风白鲜皮汤

组成：荆芥、防风各10克，白鲜皮12克，生地黄20克，金银花、蒲公英各30克，连翘15克，夜交藤20克，蝉蜕9克，甘草6克。

用法：水煎，取药汁。每日1剂，分3次服用，3日为1个疗程。

功效：清热凉血解毒。适用于染发剂致接触性皮炎。

妙方三　知柏连翘石膏汤

组成：生石膏12克，连翘、玄参各9克，黄连3克，知母、黄柏、蝉蜕各6克。

用法：水煎，取药汁。口服，每服1剂。

功效：清热解毒，疏风凉血。适用于漆等致接触性皮炎。

妙方四　山楂百合沙参饮

组成：山楂、百合、沙参各9克。

用法：取上药水煎服。代茶饮。

功效：活血化瘀，清热消肿，清心安神。适用于接触性皮炎风盛血燥型。

妙方五　大黄芒硝饮

组成：生大黄8～12克，芒硝6～9克。

用法：以大火煎大黄5～10分钟，取500毫升过滤液，加芒硝，溶解后。每日内分3～6次口服。

功效：泻火解毒。适用于漆等导致的接触性皮炎。

妙方六　白鲜皮银翘饮

组成：白鲜皮、滑石、金银花各15克，大豆黄卷、生薏苡仁、连翘、土茯苓各12克，牡丹皮、紫花地丁各9克，木通、栀子、生甘草各6克。

用法：水煎，取药汁。口服，每服1剂。

功效：除湿利水，清热解毒。适用于急性接触性皮炎。

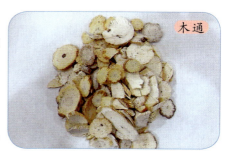

木通

妙方七　生地丹皮黄芩汤

组成：生地黄、牡丹皮、黄芩各20克，黄柏、甘草各15克，白鲜皮、金银花、防风、土茯苓各30克。

用法：水煎，取药汁。每日1剂，分3次服用。

功效：清热解毒，除湿止痒。适用于接触性皮炎等。

妙方八　百合汤

组成：百合、山楂、玉竹、沙参各9克，花粉15克。

用法：上味水煎，取汁。代茶饮服，每日1剂。

功效：养阴清热，凉血解毒。适用于接触性皮炎。

★ 神经性皮炎 ★

神经性皮炎又名慢性单纯性苔藓，是一种以阵发性剧痒和皮肤苔藓样变为特征的慢性炎症性皮肤病。一般认为本病的发生可能系大脑皮质抑制和兴奋功能紊乱所致，精神紧张、焦虑、抑郁，局部刺激（如摩擦、多汗）以及消化不良、饮酒、进食辛辣等均可诱发或加重本病。

本病多见于成年人。好发于颈侧、项部、背部、肘部、膝部、股内侧、会阴、阴囊等处。初起时为局部皮肤瘙痒，无皮疹。以后因为搔抓或摩擦，局部出现苔藓样变。患处皮肤干燥，浸润肥厚，表面可有抓伤、血痂及轻度色素沉着。皮疹若局限在某一部位，称局限性神经性皮炎；皮疹若广泛分布至全身，称播散性神经性皮炎。本病治疗时宜舒肝清热、疏风止痒。

妙方一 养血祛风饮

组成：当归、丹参、白芍、生地黄各15克，秦艽、苦参、苍耳子各10克，黄芩、栀子、白鲜皮各12克，甘草6克。

用法：水煎，取药汁。每日1剂，分2次服用。

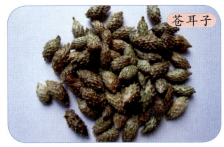
苍耳子

功效：养血祛风止痒。适用于泛发性神经性皮炎。

妙方二 白鲜皮饮

组成：白鲜皮15～30克，黄芩、防风、荆芥、蝉蜕、苍术、当归各9克，赤芍、丹参各15克，甘草6克。

用法：水煎，取药汁200毫升。每日1剂，分2次服用。

功效：清热祛风，凉血活血。适用于神经性皮炎。

妙方三 斑蝥散

组成：斑蝥、白狼毒、生半夏各10克。

用法：上药分别研成细末，备用。用时，以10%稀盐酸调和成糊状，外涂患处，每日3～4次，至患处产生水疱后停药。

功效：攻毒蚀疮，发疱破血散结。适用于神经性皮炎之湿热结聚证。

妙方四　新克银煎

组成：雷公藤、鸡血藤、红藤、黄芪、黄精各20克。

用法：水煎，取药汁。每日1剂，分2次服用。

功效：凉血清热，祛风止痒。适用于泛发性神经性皮炎。

妙方五　加减丹栀逍遥散

组成：柴胡、栀子、龙胆草、牡丹皮、赤芍、白芍各10克，何首乌30克，生地黄、当归、钩藤各15克。

用法：水煎，取药汁200毫升。每日1剂，分2次服用。

功效：疏肝理气，清肝泻火。适用于神经性皮炎。

妙方六　龙蛇消痒汤

组成：地龙、乌梢蛇、当归、苦参各15克，刺蒺藜、冬凌草、生地黄、制何首乌、焦山楂各30克，川芎、红花、苍术各10克，黄芩20克。

用法：水煎，取药汁。每日1剂，分2次服用。

功效：凉血解毒，祛风止痒。适用于神经性皮炎。

妙方七　皮癣膏

组成：黄柏、轻粉各25克，白芷5克，煅石膏、蛤粉、五倍子各30克，硫黄、雄黄、铜绿、章丹各15克，枯矾、胆矾各6克，凡士林500克。

用法：上药（凡士林除外）研成细末，加凡士林调和成膏。取适量药膏搽涂患处，每日1～2次。

功效：消炎止痒。适用于神经性皮炎、脂溢性皮炎。

妙方八　潜阳熄风方

组成：生地黄、磁石、代赭石、生龙牡、熟地黄各15克，当归、白芍、何首乌各9克，紫贝齿、珍珠母各30克。

用法：水煎，取药汁。口服，每日1剂。

功效：潜阳熄风，止痒消炎。适用于泛发性神经性皮炎。

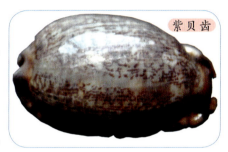

紫贝齿

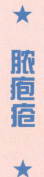

脓疱疮

脓疱疮，中医称为黄水疱，是由金黄色葡萄球菌或溶血性链球菌，或由两者混合感染所引起的化脓性皮肤病，多发于夏秋季节。夏秋季节气温高、湿度大，皮肤浸渍等，易使病菌侵入皮肤繁殖，为脓疱疮发病创造了条件。本病好发于颜面、四肢等部位，自觉瘙痒，初起为丘疹或水疱，迅速变为有炎性红晕的脓疱。

妙方一　三黄栀子汤

组成：黄连15克，黄芩、黄柏各12克，栀子9克。

用法：上药加水煎，取药汁。口服，每服1剂。

功效：清热解毒。适用于脓疱疮。

妙方二　野菊花地丁公英汤

组成：野菊花、紫花地丁、蒲公英、银花藤、夏枯草各20克，赤芍、黄芩、牡丹皮各10克。

用法：水煎，取药汁。口服，每服1剂。

功效：清热解毒。适用于脓疱疮。

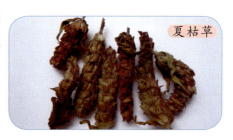

夏枯草

妙方三　连翘地肤子土茯苓汤

组成：连翘、地肤子、土茯苓各20克，当归、荆芥、苍术、黄柏、白鲜皮各10克，生甘草6克。

用法：水煎，取药汁。口服，每日1剂，分2次服用。

功效：清热解毒。适用于脓疱疮。

妙方四　三黄侧柏叶生地方

组成：黄连、大黄各25克，雄黄15克，侧柏叶、生地黄各20克，轻粉10克，松香6克，麻油适量。

用法：以上前7味共研细末，用麻油调成糊状，备用。先用盐水洗净患处，将药糊敷于患处，每日用药1次。

功效：清热解毒消肿。适用于脓疱疮。

妙方五　银翘瓜蒌竹叶汤

组成：金银花、连翘、瓜蒌、滑石、车前子、泽泻、绿豆衣各10克，赤芍、竹叶各6克，甘草3克。

用法：水煎，取药汁。口服，每服1剂。

功效：清热利湿。适用于湿热型脓疱疮。

妙方六　银翘七叶一枝花栀子汤

组成：金银花30克，连翘20克，七叶一枝花15克，栀子10克，丹参12克，皂角刺、葛根、防风各9克，生甘草6克。

用法：水煎，取药汁。口服，每服1剂。

功效：清热解毒。适用于脓疱疮。

妙方七　雄黄酊

组成：雄黄末、优质白酒各适量。

用法：雄黄末用白酒调成稀糊状，置阴凉处备用。先用酒精为患处消毒，清理脓疱，然后用生理盐水洗净糜烂面，再用棉签蘸药糊涂于患处，每日1次，直至痊愈。

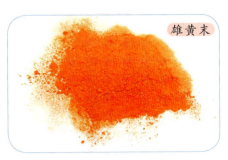

雄黄末

功效：燥湿，解毒，杀虫。适用于脓疱疮。

寻常狼疮

寻常狼疮是一种杆菌感染性皮肤病,其病原体是结核杆菌,多由附近淋巴结结核或骨结核通过淋巴管传至皮肤;少数由皮肤伤口直接侵入;偶尔由血循环传至皮肤。其好发于面部、胸背部,初起时多是眼睑皮肤出现米粒至黄豆大的结节,周围绕一红晕,半透明,呈棕红色或褐色,质柔软。随着病情的发展,结节部位会恶化,形成黑头粉刺、丘疹、脓疱、囊肿等损害。任由本病发展下去,可导致结膜炎、角膜溃疡甚至失明。中医认为,本病主要是因为肺肾阴虚、水亏火旺,邪热郁阻肌肤,炼熬津液为痰,痰浊瘀滞筋脉,损害肌肤而致。

妙方一 人参熟地鹿角胶汤

组成:人参、熟地黄各15克,鹿角胶、当归、贝母各10克,川芎、白芥子、炮姜各6克,香附、桔梗各12克。

用法:水煎,取药汁。口服,每日服1剂。

功效:温阳消散。适用于阳虚证寻常狼疮。

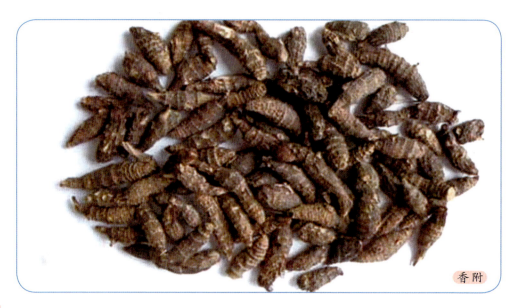

香附

妙方二 知柏熟地龟甲汤

组成：黄柏、知母、石斛各12克，熟地黄、玄参、麦冬、玉竹各15克，龟甲20克。

用法：水煎，取药汁。口服，每服1剂。

功效：滋阴降火。适用于阴虚证寻常狼疮。

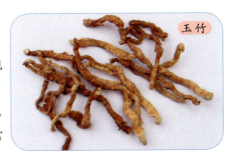
玉竹

妙方三 海藻昆布贝母汤

组成：海藻、昆布、浙贝母、茯苓各12克，青皮5克，海带、猫爪草各15克，半夏、当归尾各10克，川芎6克。

用法：水煎，取药汁。口服，每服1剂。

功效：化痰祛瘀。适用于寻常狼疮痰瘀证。

妙方四 壁虎散

组成：壁虎10条。

用法：取壁虎裹入泥中，火煅存性，去泥研末，瓶装备用。口服，每次0.2～0.5克，陈酒或温开水送下，每日2次。

功效：化瘀消散。适用于寻常狼疮。

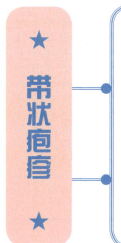

带状疱疹

带状疱疹系由病毒感染所致的一种皮肤病,其特点为成簇水疱,排列成带状,沿周围神经分布,常为单侧性并伴有神经痛。发病部位常见于胸、腹、四肢及头面部等处。

本病在祖国医学中称"火带疮""蜘蛛疮""蛇串疮""缠腰火丹""缠腰龙"等名称。多由肝气郁滞,郁久化火与脾经湿热相合,外溢肌肤而发,或因外感邪毒与素体湿热相合,蕴于肌肤而成,可分为肝火型、脾湿型、瘀血型。

妙方一 加味八正散

组成:车前子(包)20克,瞿麦12克,萹蓄12克,滑石30克,栀子10克,甘草10克,木通3克,大黄10克,灯心草、板蓝根30克,全瓜蒌20克。

用法:水煎服。每日1剂,分3次温服。

功效:清热解毒,祛湿止痛。适用于带状疱疹。

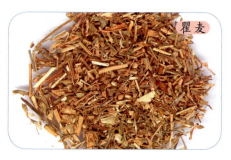

瞿麦

妙方二 止痛汤

组成:当归、丹参、木瓜各15克,鸡血藤、伸筋草各30克,白芍60克,金铃子、延胡索各12克,甘草6克。

用法:水煎3次,取药汁。每日1剂,分早、中、晚服用。

功效:柔肝缓急,理气活血,通络解痉止痛。适用于带状疱疹后遗神经痛。

妙方三 加味龙胆泻肝汤

组成:龙胆草、黄芩、栀子、紫草、柴胡、当归、木通、泽泻、车前草各10克,板蓝根、延胡索、生地黄各30克。

用法:上药加水煎2次,混合两煎所得药汁。每日1剂,分早、晚服用。

功效:清热利湿,解毒止痛。适用于带状疱疹后遗神经痛。

妙方四　治带方

组成：龙胆草15克，大黄炭8克，苦参、薏苡仁、乌梢蛇各30克，赤芍10克，金银花、连翘、茯苓各20克，全蝎4克。

用法：上药加水煎2次，混合两煎所得药汁。每日1剂，分早、晚服。

功效：泻火燥湿，活血通络。适用于带状疱疹。

妙方五　清热解毒利湿方

组成：败酱、马齿苋各15克，茵陈蒿、猪苓、鲜仙人掌各10克，金银花、紫草、大黄、木通各5克。

用法：上药加水煎2次，混合两煎所得药汁。每日1剂，分早、晚服。

功效：清热，利湿，解毒。适用于带状疱疹。

妙方六　薯叶冰片泥

组成：番薯叶200克，冰片5克。

用法：番薯叶切碎，与研细的冰片共同捣烂。每次取适量，外敷在患处，一日2次。

功效：清肝利胆，利湿清热。适用于带状疱疹、水疱疹等。

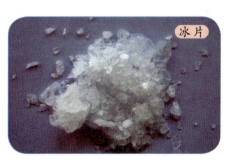

冰片

妙方七　柴胡陈皮蛋

组成：柴胡15克，当归、陈皮各10克，鸡蛋1枚。

用法：上味加水共煮，煮至蛋熟即成。吃蛋饮汤，每日1剂，连用7日。

功效：行气活血，健脾和胃。适用于带状疱疹。

妙方八　炝焖鲜芦根

组成：新鲜嫩芦根250克，精盐、香油各适量。

用法：将芦根洗净，切成3厘米长的小段，入沸水中焯一下，用凉开水过凉，挤去水分，放香油，入炒锅爆炒片刻，加清水适量，焖煮四五分钟，加精盐调味即成。佐餐食用。

功效：清热除烦。适用于带状疱疹肝火型。

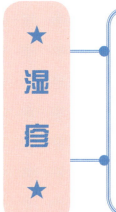

湿疹是一种浅层真皮及表皮炎症。湿疹诱发原因很多，常因个体因素和疾病的不同阶段而异，因此不易确定。

根据病情发展的程度，湿疹可分为急性、亚急性和慢性三期。急性和慢性湿疹有明显的特征，亚急性期常是急性期缓解的过程或是向慢性过渡的表现。湿疹治疗的原则是清热健脾利湿、疏风止痒、养血润燥。

妙方一　加味龙胆泻肝汤

组成：龙胆草、黄芩、泽泻各 9 克，栀子、柴胡各 12 克，生地黄、车前子、当归各 15 克，金银花、土茯苓、大胡麻各 21 克，甘草 6 克。

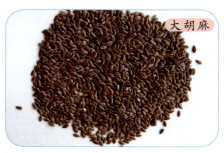

大胡麻

用法：水煎，取药汁。每日 1 剂，分 2 次服用。15 日为 1 个疗程。

功效：清热利湿，养血润燥。适用于湿疹。

妙方二　加减三仙汤

组成：炒麦芽、炒谷芽、炒神曲各 10 克，薏苡仁、山药、土茯苓、苍术、防风各 5 克。

用法：水煎，取药汁。每日 1 剂，分 2 次服用。

功效：健脾消食，清热除湿。适用于婴儿湿疹。

妙方三　黄柏除湿汤

组成：黄柏、牛蒡子各 9 克，苦参、知母、浮萍 5 克，泽泻、防风、荆芥、甘草各 10 克，苍术 15 克，土茯苓 30 克。

用法：水煎，取药汁。每日 1 剂，分 2 次服用。

功效：清热利湿，祛风燥湿。适用于急性、亚急性湿疹。

妙方四 清热利湿方

组成：黄连、黄芩、苦参、白鲜皮、百部、菊花各10克，黄柏、蒲公英各12克，土茯苓15克，蝉蜕6克。

用法：水煎，取药汁。每日1剂，分3次服用。

功效：清热利湿。适用于眼睑部湿疹。

妙方五 凉血祛湿方

组成：香薷12克，天竺黄10克，蝉蜕10克，杭白菊10克，防风8克，黄芪15克，金银花15克，牡丹皮12克，玄参12克，水牛角15克，石决明10克，陈皮6克。

用法：水煎服。

功效：宣发透郁，凉血解毒，熄风止痒。适用于湿疹。

妙方六 湿疹煎

组成：黄芪、苦参、白鲜皮各30克，丹参20克，白术、苍术、柴胡、防风、蝉蜕、刺蒺藜、蛇床子、五味子、泽泻各15克，雷公藤、甘草各10克。

用法：水煎，取药汁。每日1剂，分2次服用。10剂为1个疗程。

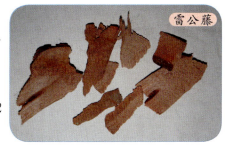
雷公藤

功效：健脾除湿，祛风止痒。适用于急性、亚急性湿疹。

妙方七 加减除湿胃苓汤

组成：苍术、白术、厚朴、陈皮、茯苓、猪苓、泽泻、赤芍、苦参各10克，丹参、白鲜皮各15克，黄柏6克。

用法：水煎，取药汁。每日1剂，分2次服用。

功效：健脾除湿。适用于亚急性湿疹。

毛囊炎

毛囊炎是指葡萄球菌侵入毛囊部位所发生的化脓性炎症。本病多发于头部、项部、臀部、肛周或身体其他部位，初起为一粟米大小疮粒，数目多少不一，可化脓，性质顽固，有复发倾向，迁延难愈。

中医对本病早就有认识，把生于项后发际部位的称为"发际疮"；生于下颌部位的称为"羊须疮""须疮""燕窝疮"；发于眉间的称为"眉恋疮"；发于臀部的称为"坐板疮"等。该病因为人体湿热内蕴，外受热毒，瘀于肌肤所致；或身体虚弱，腠理不固，外受热邪所致。治疗时以解毒清热、活血软坚为原则。

妙方一　银连黄菊汤

组成：金银花、紫花地丁各15克，川连、黄芩、野菊花、栀子、黄柏、绿豆衣、连翘、赤芍、茯苓各9克，生甘草6克。

用法：水煎，取药汁。每日1剂，分2次服用。

功效：清心，解毒，利湿。适用于毛囊炎。

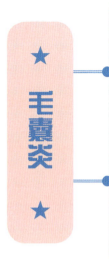
连翘

加减：舌尖红，口渴，乏力，失眠等阴虚内热者，可加天花粉、鲜生地黄；痛痒甚者，可加苦参、白鲜皮；皮损硬结明显者，可加大黄。

妙方二　解毒排脓汤

组成：蒲公英、地丁、金银花各30克，连翘、当归各15克，川芎12克，陈皮、桔梗各9克，皂角刺、穿山甲各6克，甘草3克。

用法：水煎，取药汁。每日1剂，分2次服。

功效：清热解毒，化瘀排脓。适用于头部脓肿性毛囊炎。

加减：气虚者，加生黄芪、党参；阴虚者，加生地黄、玄参、花粉；湿热重者，加黄芩、黄连。

妙方三　除湿清热散

组成：白术、泽泻、炙甘草、苍术、猪苓各3克，茯苓、蒲公英各6克，天花粉4.5克，白芷1.5克。

用法：水煎，取药汁。每日1剂，口服。

功效：除湿清热。适用于颈项部多发性毛囊炎、下颌湿疹。

妙方四　芩连平胃汤

组成：黄芩4.5克，黄连、厚朴（姜炒）、陈皮各3克，苍术（炒）6克，生甘草1.5克，姜1片。

用法：上药加水300毫升，煎取240毫升。每日1剂，饭后服。

功效：除湿清热。适用于颈项部多发性毛囊炎。

妙方五　雄麝散

组成：雄黄30克，麝香、肉桂、胡椒各3克。

用法：上药共研极细末，装瓶备用。用时，取药末掺在膏药内，外敷。

功效：解毒消瘀，散肿止痛。适用于毛囊炎、疽、流注等。

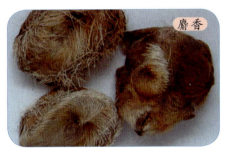

麝香

妙方六　桂枝葛根汤

组成：葛根12克，桂枝、苦参、胡黄连、白芍、连翘各9克，紫花地丁15克，金银花30克，甘草3克。

用法：水煎，取药汁。每日1剂，分次服用。

功效：清热解毒，温经通络。适用于多发性毛囊炎。

妙方七　四黄散

组成：大黄末、雄黄末、黄柏末、硫黄末各15克。

用法：上药共研为极细末。用麻油调药末成糊状，搽涂患部。

功效：清热，解毒，消肿。适用于毛囊炎、疖肿、脓疱疮等。

斑秃

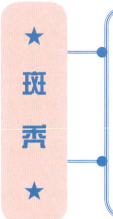

斑秃俗称"鬼剃头",头发在短时间内不明原因地大量脱落,形成边界整齐大小不等的脱发斑。本病可发生在从幼年到成年的任何时期,大多时候是一块硬币大小或更大的圆形的脱发斑,严重时会发展蔓延至整个头皮以及身体其他部位,毛发全部脱落。斑秃一般没有其他身体不适,但通常会给患者带来巨大的精神压力。

中医认为此病与肝肾不足、血热生风、血瘀毛窍有关。

妙方一 二白一花饮

组成:白附子(先煎)、桃花各10克,白花蛇舌草30克,冰糖20克。

用法:上味水煎2次,去渣,混合两煎所得汁液。每日饮服1剂,连服15剂。

功效:解毒祛风,养血生发。适用于斑秃。

妙方二 养血祛风汤

组成:生熟地各15克,生何首乌15克,黑芝麻12克,白蒺藜10克,黄精9克,女贞子12克,肉苁蓉10克,菟丝子12克,甘草5克。

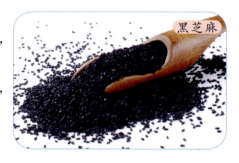

黑芝麻

用法:水煎服,每日1剂。

功效:治斑秃。

妙方三 四物汤二至丸加减方

组成:生地黄、熟地黄、墨旱莲、桑椹、制何首乌、黄精、朱茯神各15克,当归、木瓜各9克,灵磁石30克,砂仁、川芎各6克,白芍12克。

用法:水煎,取药汁。每日1剂,每日2次。

功效:补肾荣发,养血宁心。适用于斑秃。

妙方四 巨胜子方

组成:巨胜子、黑芝麻、桑椹、川芎、酒当归、甘草各9克,菟丝子、何首乌、白芍各 12 克，炒白术 15 克，木瓜 6 克。

用法：水煎，取药汁服。每日 1 剂，每日 2 次。

功效：滋阴补血，乌须生发。适用于斑秃。

妙方五　二黄散

组成：硫黄 60 克，雄黄 30 克，猪油适量。

用法：将硫黄、雄黄共研为细末，以猪油调匀，备用。将药膏外涂患处，涂搽时用力按摩，每日换药 1 次。

功效：燥湿祛痰，解毒止痒。适用于斑秃。

妙方六　柏叶浸剂

组成：鲜侧柏叶 32 克，75% 酒精 100 毫升。

用法：鲜侧柏叶泡入酒精中，7 日后就可使用。用棉球蘸少许药液，涂搽患处。

功效：清泄肺热，凉血解毒。适用于斑秃。

妙方七　加减美髯汤

组成：何首乌、当归各 30 克，杭白芍 12 克，鱼鳔胶（烊化）、补骨脂、淡竹叶各 9 克，菟丝子、枸杞子、怀牛膝各 10 克，代赭石 6 克，连翘心 4.5 克，炙甘草 6 克。

用法：水煎，取药汁。每日 1 剂，每日 3 次。

功效：补养肝血，佐以益肾。适用于斑秃。

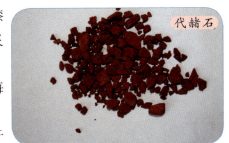

代赭石

妙方八　加味养血生发汤

组成：生地黄、熟地黄、鸡血藤、首乌藤、白芍、桑椹各 15 克，生黄芪 30 克，天麻、冬虫夏草、木瓜各 6 克，旱莲草、川芎各 9 克。

用法：水煎，取药汁。每日 1 剂，每日 2 次。

功效：滋补肝肾，养血生发。适用于斑秃。

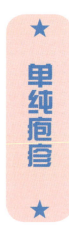

单纯疱疹

单纯疱疹是由单纯疱疹病毒所引起的一种常见皮肤病，本病好发于皮肤黏膜交界处，如口唇边缘、鼻孔周围、外生殖器等，以局限性、簇集性水疱为主要表现。本病患者应锻炼身体，增强抗病能力，避免搔抓。

妙方一　辛夷黄芩栀子汤

组成：辛夷、黄芩、栀子、麦冬、百合、石膏、知母、甘草、枇杷叶、升麻各10克。

用法：水煎，取药汁。口服，每服1剂。

功效：疏风清肺。适用于单纯疱疹。

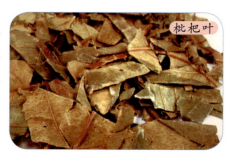

枇杷叶

妙方二　桔梗细辛人参汤

组成：桔梗、细辛、人参、甘草、茯苓、天花粉、白术、薄荷各10克。

用法：水煎，取药汁。口服，每服1剂。

功效：清热益气透毒。适用于单纯疱疹。

妙方三　大青叶板蓝根饮

组成：大青叶、板蓝根、薏苡仁各30克。

用法：水煎，取汁。每日1剂，分3次服用。儿童用量酌减。

功效：清热利湿，解毒。适用于单纯疱疹。

妙方四　板蓝根马齿苋紫草汤

组成：板蓝根、生薏苡仁、马齿苋、紫草各15克。

用法：水煎，取药汁。每日1剂，分3次服用。

功效：抗病毒。适用于单纯疱疹。

银屑病

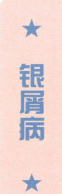

银屑病是一种常见的易于复发的慢性炎症性皮肤病，特征性损害为红色丘疹或斑块上覆有多层银白色鳞屑。皮损主要分布于头皮和四肢伸侧，可泛发全身。除累及皮肤外，还可侵犯关节，即为关节炎型银屑病；少数病人在红斑基础上还可出现脓疱，即为脓疱型银屑病。

在中医学中，银屑病有"松皮癣""牛皮癣""干癣"等多个叫法，多因风邪外侵、情志内伤、饮食失节等引起，有内治、外治、针灸等多种治疗方法。

妙方一　复方斑蝥液

组成：斑蝥12只，大黄、芒硝、金银花、白蒺藜、地肤子、荆芥、苦参各30克，土茯苓60克，白鲜皮20克。

用法：上药除芒硝外，加水2500毫升，煎30分钟，去渣，纳入芒硝，搅拌至溶化，备用。用药汤趁热烫洗皮损部位，每日1次。

功效：清热解毒，祛风止痒。适用于银屑病。

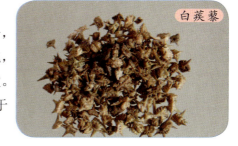
白蒺藜

妙方二　复方土大黄酊

组成：土大黄、蛇床子、土槿皮各30克，水杨酸5克，苯甲酸12克，药用75%酒精1000毫升。

用法：将土大黄、蛇床子、土槿皮用酒精浸泡10日，过滤取药液，再加水杨酸、苯甲酸，混匀备用。取适量药液外涂皮损处，每日2次。

功效：清热解毒，活血化瘀。适用于银屑病。

妙方三　白鲜皮合剂

组成：徐长卿、蛇床子、苦参、狼毒、白鲜皮、土茯苓、地肤子、骨碎补各20克，木通、当归各15克，白芷12克，细辛、红娘子各6克，轻粉10克，山西老陈醋1000毫升。

用法：上药（红娘子、轻粉除外）加老陈醋浸泡7日，再加入红娘子、轻粉，装瓶备用。用时，取适量药液涂于皮损处，每日3次。16～20日为1个疗程。

功效：活血燥湿，杀虫止痒。适用于银屑病。

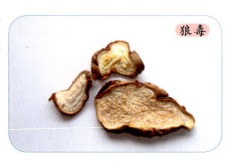
狼毒

妙方四　通络散毒液

组成：蜈蚣5条，乌梢蛇、三棱、莪术、乌梅、红花、石榴皮、木香各20克，紫草、黄柏、金银花藤各30克，菜油500毫升。

用法：上药浸泡2小时，然后用小火煎煮，煮至草药发黄微黑时，滤渣取汁。以药汁搽洗皮损处，每日2～3次。1个月为1个疗程。

功效：活血散毒，祛风止痒，通络。适用于银屑病。

妙方五　加减血府逐瘀汤

组成：当归、川芎、白芍、桃仁、红花、柴胡、桔梗、牛膝、枳壳、白鲜皮各10克，龙骨、牡蛎各30克，石菖蒲、土茯苓各15克。

用法：水煎服，每日1剂，晚间睡前药渣煎洗患处30分钟。

功效：活血散毒，祛风止痒。适用于银屑病。

妙方六　清燥油茶膏

组成：煅蛤粉、煅石膏各30克，青黛12克，黄柏末、轻粉各15克，香油适量。

用法：上药共研细末，以香油、茶水各半调成药糊，备用。取适量药糊均匀涂敷于皮损处，每日2次。

功效：清热燥湿。适用于银屑病。

妙方七　三根汤

组成：生甘草3克，连翘、赤芍、牡丹皮各6克，金银花、芦根、白鲜皮、生地黄各12克，桔梗、山豆根各4.5克，麦冬、板蓝根、玄参、大青叶各9克，蒲公英15克。

用法：水煎，取药汁。每日1剂，分次温服。

功效：清热解毒，养阴生津。适用于小儿银屑病。

妙方八　温经散寒酊

组成：斑蝥15个，肉桂、丁香、细辛、高良姜、吴茱萸各15克，药用75%酒精300毫升。

用法：上述各种药材用酒精浸泡7日，每日摇晃1次。用脱脂棉蘸药液涂搽皮损处，每日1～2次。1个月为1个疗程。

功效：温经散寒。适用于银屑病。

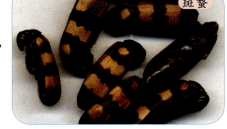

斑蝥

妙方九　硫附甲珠膏

组成：硫黄、附子、炮山甲珠各15克，药用凡士林80克。

用法：上药分别研为极细粉末，混合均匀，备用；凡士林加热熔化，离火后趁热加入药末反复搅匀，冷却后装瓶备用。治疗时先将患部洗净，晾干片刻，再涂适量药膏于患处，每晚1次。为防止油污衣被，可用纱布裹缠。

功效：解毒疗疮，散寒止痒。适用于银屑病。

妙方十　槐花土茯苓粥

组成：生槐花、土茯苓各30克，粳米60克，红糖适量。

用法：前二味水煎，取汁，入粳米煮粥，粥成时入红糖调匀即成。每日1剂，7天为一疗程。

功效：解毒止痒。适用于银屑病。

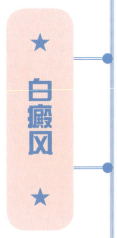

白癜风是一种后天性色素脱失的皮肤病。症状是身体暴露、易受摩擦等部位出现白斑，特别是脸部、颈部、腰腹部、手指背部等处。无自觉症状，但日晒后皮损处可出现灼痛感。皮损为局部色素脱失斑，斑为近圆形、椭圆形，随着病情的迁延，皮损不断扩大。白斑内的毛发变白，边界清楚，日晒后局部发红或起水疱。

目前认为，白癜风可能与遗传、自体免疫、精神因素和内分泌因素等有关。本病发展缓慢，一般无自觉症状，患处皮肤知觉、分泌和排泄功能正常。患者要保持心情舒畅，树立战胜疾病信心，宜高维生素饮食，忌烟酒。本病治疗时宜活血祛风。

妙方一　乌蛇酒

组成：乌梢蛇180克，白蒺藜、防风、桂心、五加皮各60克，枳壳、天麻、牛膝、羌活各90克，熟地黄120克，白酒1000毫升。

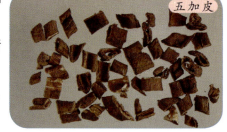

用法：上药捣为粗末，用纱布包好后放入酒坛内，倒入白酒，浸泡7日，取汁。饮药酒，每日3次，每次15～20毫升。切记，服食期间勿食猪肉、鸡肉等食物。

功效：益肾通络，祛风活血。适用于白癜风。

妙方二　参芪防风消白方

组成：党参15克，黄芪、茯苓、丹参、何首乌、刺蒺藜各20克，白术、山药、红花、当归、防风、白扁豆各10克，砂仁6克。

用法：水煎，取汁200毫升。每日1剂，分早、晚2次服用。儿童用量酌减。

功效：调和脾胃，通络和营，润肤祛斑。适用于白癜风。

妙方三　盐煮绿豆

组成：绿豆500克，八角茴香、盐各适量。

用法：先将绿豆用水泡软后，放锅中，加八角茴香、盐、水适量，煮熟烂即成。每日2次，早、晚各吃绿豆25克。10日为1个疗程。

功效：益阴清热。适用于白癜风。

妙方四　养阴活血汤

组成：女贞子、旱莲草、制何首乌、丹参、赤芍、生地黄各30克，粉丹皮、白芷各15克，川芎、紫草、刺蒺藜各12克。

用法：每剂3煎，浓煎取汁500毫升。每日1剂，分次于饭前温服。

功效：养阴活血行血。适用于白癜风。

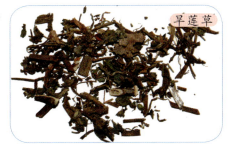
旱莲草

妙方五　生芝麻油饮

组成：生芝麻油30克，优质白酒30毫升。

用法：将二味和匀即可。每次20毫升，每日3次。连饮2个月为1个疗程。

功效：增肤色，去白癜。适用于白癜风。

妙方六　二白乌麻丸

组成：制何首乌、白蒺藜、白鲜皮、黑芝麻等量。

用法：将上述药物共研为细末，和蜜为丸，每丸重6克。早、晚各服1丸，儿童减量。3个月为1个疗程。

功效：滋补肝肾，养血祛风。适用于白癜风。

妙方七　加减通窍活血汤

组成：桃仁、川芎、白芷各9克，红花6克，葱（切碎）3根，赤芍、鲜姜各10克，红枣（去核）7枚。

用法：将上述所有药物投入温热水约250毫升中浸泡30分钟，小火煎熬10分钟后复煎第2次，方法同前。将两次煎煮所获药液混合后加黄酒100毫升再煎两沸。早、晚2次分服。儿童酌减。1个月为1个疗程，两个疗程间隔5日。

功效：通络开窍，行血活血。适用于白癜风。

妙方八　加减胡麻丸

组成：威灵仙30克，大胡麻12克，沙苑子、菖蒲各10克，丹参、苍术、刺蒺藜各15克。

用法：将上述所有药物研末，水泛为丸如绿豆大。每次6克，饭后服，每日3次，儿童酌情减量。1个月为1个疗程。

功效：祛风散湿，补益肝肾，荣养肌肤。适用于白癜风。

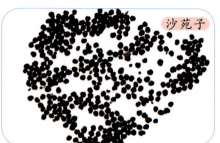
沙苑子

妙方九　祛风清斑汤

组成：补骨脂、黑桑椹、何首乌各20克，黑芝麻30克，当归、丹参、刺蒺藜、防风、川芎各15克，红花10克。

用法：水煎，取药汁200毫升。每日1剂，分早、晚2次服用。30日为1个疗程，服药期间停用其他药物。

功效：补益肝肾，祛风消斑。适用于白癜风。

妙方十　乌蛇浸酒

组成：乌梢蛇180克，白蒺藜、防风、桂心、五加皮各60克，熟地黄120克，牛膝、天麻、枳壳、羌活各90克，优质白酒2000毫升。

用法：上药研粗末，纳入纱布袋中，浸入白酒内，封固7天即可。每次饮服药酒1小盅，一日3次。切记，服食药酒期间勿食用毒性、黏滑食物及猪肉、鸡。

功效：适用于白癜风。

第五章 妇科疾病奇方妙药

痛经

痛经系由情志所伤，六淫为害，导致冲任受阻；或因素体不足，胞宫失于濡养，导致经期或经行前后呈周期性小腹疼痛的月经病，又称"经行腹痛"。女性应注意个人卫生保健，这是预防痛经的有效措施。比如要掌握月经卫生知识，生活起居要有一定规律，在经期不要吃生冷酸辣的饮食，积极做好经期卫生保健，锻炼身体，提高健康水平，同时积极进行妇科病的诊治。总之，预防痛经，要从月经初潮之前开始积极进行，直至绝经之后方可避免痛经的发生。

妙方一 温经汤

组成：吴茱萸、麦冬（去心）各9克，当归、芍药、川芎、人参、桂枝、阿胶、牡丹皮（去心）、生姜、甘草、半夏各6克。

用法：水煎服，阿胶烊冲。

功效：温经散寒，养血祛瘀。适用于痛经寒凝血瘀型。经前或经期小腹冷痛拒按，得热则痛减，经血量少，色暗有块，畏寒肢冷，面色青白，舌暗，苔白，脉沉紧。

巴戟天

加减：若痛经发作者，酌加延胡索、小茴香；小腹冷凉，四肢不温者，酌加熟附子、巴戟天。

妙方二　加味胶艾汤

组成：陈阿胶（烊冲）9 克，艾叶、川芎各 6 克，当归、熟地黄各 12 克，炮姜 5 克，炒白芍 15 克，失笑散（包煎）10 克，香附 10 克。

用法：水煎，取药汁。口服，每日 1 剂。

功效：益气养血，和营止痛。适用于血虚之痛经。

妙方三　加味乌药汤

组成：乌药、失笑散（包煎）、郁金、枳壳、木香各 10 克，艾叶、砂仁（后下）各 3 克，延胡索 12 克，制香附 15 克。

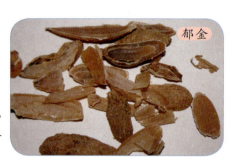

郁金

用法：水煎，取药汁。口服，每日 1 剂。

功效：疏肝理气，调经止痛。适用于气滞之痛经。

妙方四　吴茱萸汤

组成：当归、牡丹皮、肉桂、麦冬、吴茱萸、制半夏各 6 克，细辛、茯苓、木香、藁本、炙甘草、防风、干姜各 3 克。

用法：水煎，取药汁。每日 1 剂，分 2 次服用。

功效：祛风散寒，温经止痛。适用于痛经寒湿凝滞型。

妙方五　桃红酱灵汤

组成：桃仁、牡丹皮各 9 克，当归、川楝子各 12 克，川芎 6 克，赤芍、五灵脂各 10 克，败酱草 30 克，红藤 15 克。

用法：水煎，取药汁。口服，每日 1 剂。

功效：清热除湿，化瘀止痛。适用于痛经。

妙方六　加减少腹逐瘀汤

组成：小茴香、没药、干姜、血竭各 6 克，肉桂 3 克，当归、川芎、赤芍、制香附、五灵脂各 10 克，延胡索 15 克，生蒲黄（包煎）、焦山楂各 12 克。

用法：水煎，取药汁。口服，每日 1 剂。

功效：活血化瘀，通经止痛。适用于痛经。

妙方七 益母草饮

组成：绿茶1克，益母草干品20克。

用法：上药用沸水冲泡，加盖浸5分钟。痛经时代茶饮。孕妇忌服。

功效：活血调经，降压利水。适用于原发性痛经。

妙方八 山楂饮

组成：绿茶1.5克，山楂片25克。

用法：将以上二味加水400毫升，煎沸5分钟，取药汁。代茶饮。孕妇忌服。

功效：活血散瘀，消滞止痛。适用于痛经。

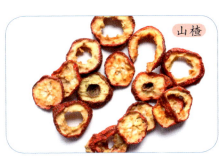

山楂

妙方九 涤热逐瘀汤

组成：丹参15克，通草、香附、三棱、通草、槟榔、莪术、延胡索各6克，大黄3克，生地黄、牡丹皮各9克。

用法：水煎，取药汁。温服，每日1剂。

功效：清热祛瘀，行气定痛。适用于痛经湿热瘀结型。

妙方十 茶树根茴香饮

组成：茶树根、凌霄花根各30克，小茴香20克，红糖12克。

用法：水煎，取药汁。每日3次。孕妇忌服。

功效：行气化瘀止痛。适用于痛经气滞血瘀型。

妙方十一 黄酒川芎鸡蛋

组成：黄酒20毫升，川芎5克，鸡蛋2枚。

用法：川芎、鸡蛋两味加水同煮，至蛋熟后去壳及药渣，调入黄酒即成。吃蛋喝汤，每日1剂，连服7日。

功效：祛风通脉，活血止痛。适用于虚寒引起的痛经。

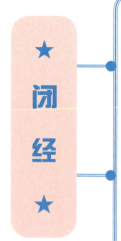

闭经

闭经是一种常见的妇科病，分为原发性闭经和继发性闭经两种。原发性闭经是指年满18岁以上，月经仍未来潮的症状。这种闭经以性腺发育不良多见，常与染色体异常有关。继发性闭经是指月经周期建立之后，因怀孕、哺乳等原因，又未到绝经期，月经突然停止而超过3个月以上仍未来潮的症状。继发性闭经多与精神、内分泌异常有关。

中医认为，闭经分为虚实两类。虚证多与先天精气不足有关，加上后天有失补养所致。实证指气滞血瘀，经脉不畅，多受外邪或饮食失节所致。

妙方一 怀山药玄参汤

组成：怀山药50克，怀牛膝、玄参各25克，白术、牛蒡子、桃红各15克，生鸡内金、大黄各10克，土鳖虫7.5克。

用法：上药加水煎2次，混合两煎所得药汁。每日1剂，分早、午、晚3次服用。

功效：推陈下瘀。适用于闭经。

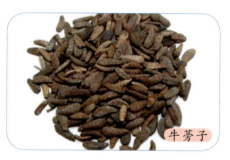

牛蒡子

妙方二 复经汤

组成：柴胡、牡丹皮、绿萼梅各10克，当归、川牛膝、桃仁、川芎、香附各12克，月季花6克，白芍、红参、白术、茯苓、酸枣仁、茺蔚子、菟丝子各15克，熟地黄18克，鹿角霜20克。

用法：水煎，取药汁。每日1剂，分3次温服。30日为1疗程。

功效：疏肝化瘀，益气养血，调补冲任。适用于原发性闭经、继发性闭经、月经量少等病。

妙方三 红糖姜枣汤

组成：红糖、红枣各100克，生姜25克。

用法：水煎，取药汁。代茶饮。

功效：补血活血，散寒调经。适用于闭经。

妙方四　益母草乌豆水方

组成：益母草30克，乌豆60克，黄酒2汤匙，红糖适量。

用法：将益母草、乌豆同放锅内，加水3碗，煎至1碗，加入红糖、黄酒冲饮。每日1次，连服7日。

功效：活血，祛瘀，调经。适用于闭经。

妙方五　蚯蚓粉

组成：蚯蚓4条，黄酒适量。

用法：蚯蚓焙黄，研末备用。以黄酒送服，每日1剂，连服5日。

功效：通络。适用于多日不来月经，闭经。

妙方六　香附桃仁散

组成：香附2克，桃仁1克，水蛭1条。

用法：将香附、桃仁研为细末，然后与水蛭捣成膏状，备用。将药膏敷于脐部，外贴伤湿止痛膏，每隔2～3日换药1次。

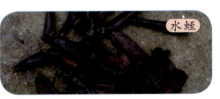
水蛭

功效：活血祛瘀。适用于闭经。

妙方七　桑椹鸡血藤汤

组成：桑椹25克，鸡血藤20克，红花5克，黄酒适量。

用法：上药加水煎煮，取汁。每日1剂，分2次温服。

功效：补血行血，通滞化瘀。适用于闭经。

妙方八　蒲黄穿山甲散

组成：蒲黄、五灵脂、穿山甲各2克。

用法：上药共研细末，备用。先把药末撒到防湿止痛膏上，再将药膏贴于脐部。

功效：活血散结。适用于闭经。

妙方九　生地当归汤

组成：生地黄、大黄、桃仁、赤芍、牡丹皮、五灵脂、茜草、当归、木通各15克。

用法：上药加水1500毫升共煎，取汁。药汤放温，淋脐下，每日1次，每次30分钟。7日为1个疗程。

功效：清热通络。适用于热结所致的闭经。

妙方十　通经乌贼鱼肉

组成：乌贼鱼250克，桃仁30克。

用法：上味同煮至熟。佐餐食用，每日1剂，连服3～5日。

功效：滋阴，养血，通经。适用于闭经。

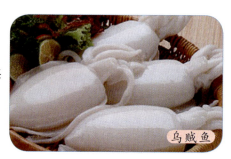
乌贼鱼

妙方十一　红花焖豆腐

组成：红花10克，豆腐300克，姜片5克，葱花10克，精盐4克，淀粉20克，味精3克，花生油35克。

用法：将红花洗净，入锅清炒；豆腐洗净，切成丁；淀粉加清水50毫升，调成粉糊；炒锅放油烧热，入姜片、葱花爆香，再入豆腐丁翻炒两下，注入清水焖煮10分钟，入精盐、味精、红花，以湿淀粉勾芡即成。佐餐食用，每日1剂。

功效：活血祛瘀，嫩肤美容。适用于闭经、面色无华等症。

妙方十二　黑豆红花汤

组成：黑豆50克，红花5克，红糖15克。

用法：黑豆用水浸泡透，置锅中，加清水适量，以武火熬汤，煮至黑豆熟透时，入红花、红糖，稍煮即成。食豆饮汤，每日1剂。

功效：滋补脾肾，活血行经。适用于血虚气滞引起的闭经、肿痛等。

更年期综合征

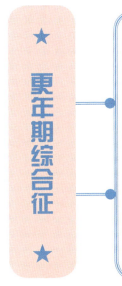

更年期综合征在中医学亦称"绝经前后诸证"。中医认为妇女停经前后肾气渐衰，脏腑功效逐渐衰退，使人体阴阳失去平衡，因而有面红潮热、眩晕头胀、烦躁易怒、抑郁忧愁、心悸失眠、阴道干涩灼热、腰酸背痛、骨质疏松等症状。中医认为病机分为虚实两种，虚者多由肾气不足，冲任未充；或肝肾亏虚，精血亏虚；或脾胃虚弱，气血乏源；或久病失血，冲任不能满盈，血海亏虚，无血可下。实者多由气滞血瘀，或痰湿壅滞，经闭阻塞，冲任不通而成。病位在肾与胞宫，与肝脾等脏器功能有关。辨证以肾阴阳之虚为主，治疗以调治肾阴阳为大法，若涉及他脏者，则兼而治之。

妙方一　六味地黄丸加生龟板、生牡蛎、石决明

组成：熟地黄24克，山茱萸、干山药各12克，泽泻、牡丹皮、茯苓（去皮）各9克，生龟板、生牡蛎、石决明各6克。

用法：上为末，炼蜜为丸，如梧桐子大。空心温水化下三丸。亦可水煎服。

功效：滋肾益阴，育阴潜阳。主治更年期综合征肾阴虚型。症见经断前后，头晕耳鸣，腰酸腿软，烘热汗出，五心烦热，失眠多梦，口燥咽干，或皮肤瘙痒，月经周期紊乱，量少或多，经色鲜红，舌红苔少，脉细数。

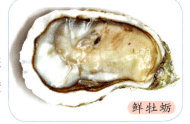

鲜牡蛎

妙方二　右归丸

组成：熟地黄24克，山药（炒）、菟丝子（制）、鹿角胶（炒珠）、杜仲（姜汁炒）各12克，山茱萸（微炒）、枸杞子（微炒）、当归各9克，肉桂6克，制附子6克。

用法：上先将熟地黄蒸烂杵膏，加炼蜜为丸，如梧桐子大。每服百余丸（6～9克），食前用滚汤或淡盐汤送下；或丸如弹子大，每嚼服二三丸（6～9克），以滚白汤送下。现代用法：亦可水煎服，用量按原方比例酌减。

功效：温补肾阳，填精益髓。主治更年期综合征肾阳虚型。症见经断前后，头晕耳鸣，腰痛如折，腹冷阴坠，形寒肢冷，小便频数或失禁，带下量多，月经不调，量多或少，色淡质稀，精神萎靡，面色晦暗，舌淡，苔白滑，脉沉细而迟。

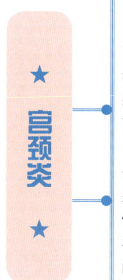

宫颈炎是生育年龄妇女的常见病,分急性与慢性,而以慢性者多见,多由急性宫颈炎转变而来,因分娩、流产或手术引起的子宫颈裂伤或外翻,受到病原菌的侵袭所致。宫颈阴道部的鳞状上皮厚,对炎症的抵抗力强,而宫颈管的柱状上皮薄,抵抗力弱,易感染。

从临床症状看,急性期,宫颈红肿,有大量的脓性分泌物,色白或黄,质稠黏而秽臭,腰及小腹胀痛,个别患者伴有发热、口渴,脉弦细数,苔黄腻,舌边尖红;慢性期,宫颈糜烂,带下量多,少腹、小腹胀疼,腰酸膝软,甚或性交时阴道辣痛或出血。证属湿热带下或湿瘀带下的范畴。治之宜用清热利湿、解毒除秽、活血化瘀之法。

妙方一 侧柏樗皮丸

组成:樗皮60克,侧柏叶、黄连各15克,香附、白术、白芍药各30克,白芷9克。

用法:上药共研细末,粥糊为丸。每服9克,日服2次,米汤送服。或用饮片作汤剂水煎服,各药用量按常规剂量酌减。

功效:清热燥湿止带。适用于慢性宫颈炎湿热型。

加减:若见白带色黄、阴痒、小便短赤湿热证者,本方改汤剂,加茵陈、栀子、猪苓、茯苓;兼头晕、烦躁易怒等肝阳上亢证,加龙胆草、黄芩、木通、车前子。

妙方二 愈带丸

组成:椿根皮45克,白芍、黄柏各6克,良姜炭9克。

用法:上药共研细末,面糊为丸。每服9克,日服2次,温开水送服。或作汤剂,水煎服,各药用量按常规剂量。

功效:清湿热,止带下。适用于慢性宫颈炎湿热型。

加减:如见胸胁胀满、口苦咽干等肝经火热证,加龙胆草、栀子、黄芩、木通；带下赤色者，加生地黄、阿胶、牡丹皮、牛膝；带下色黄绿黏稠、小溲短赤之湿毒下注者，加土茯苓、苦参、泽泻、车前子。

附记：凡由脾气虚弱或肾气不足所引起的白带过多者，均不宜应用本方。

妙方三　宫颈炎方

组成：（1）白艾、枯矾各15克，红牡丹、露蜂房各3克，儿茶30克，乌药4克，五倍子15克，共研细末，备用。

（2）黄柏15克，冰片3克，黄芩、黄连、乳香、没药、雄黄、红丹、阴阳莲、珍珠各10克，蛤粉30克。共研细末，混匀备用。

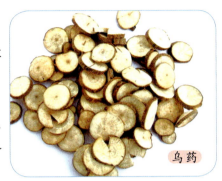

用法：先用鱼腥草煎水冲洗阴道，后用消毒棉球蘸（1）号药0.5～1克，撒于宫颈糜烂处，每日1次；用2天后改用（2）号药，每日1次，或隔日1次，直到痊愈止。经期停用，经后3天始用。

功效：清热解毒，活血消肿，祛瘀生新。主治宫颈炎。

妙方四　藤黄糊剂

组成：藤黄、硼砂、冰片各适量。

用法：将藤黄磨细粉，加适量硼砂、冰片调匀，制成糊状，用干棉球蘸糊涂于子宫颈糜烂处。

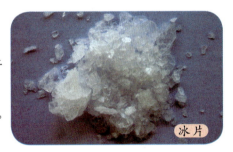

功效：消肿解毒，止血杀虫，祛腐生新。主治宫颈炎、子宫颈糜烂。

妙方五　胆汁白矾散

组成：鲜猪胆汁1个，白矾9克。

用法：将白矾放入猪胆汁内，阴干或烘干，研末，备用。一般轻者上药5次即愈，重者上药10次。

功效：清热，解毒，防腐。用于治疗慢性宫颈炎。

妙方六　清宫解毒饮

组成：土茯苓30克，鸡血藤、忍冬藤、薏苡仁各20克，丹参15克，车前草、益母草各10克，甘草6克。

用法：煎服，每日1剂，日服2次。

功效：清热利湿，解毒化瘀。用于治疗宫颈炎。

加减：带下量多，色黄而质稠秽如脓，加马鞭草15克，鱼腥草、黄柏各10克；发热口渴者，加野菊花15克，连翘10克；阴道肿胀辣痛者，加紫花地丁15克，败酱草20克；带下夹血丝者，加海螵蛸、茜草、大蓟各10克；阴道瘙痒者，加白鲜皮12克，苍耳子、苦参各10克；带下量多而无臭秽阴痒者，加蛇床子、槟榔各10克；带下色白、质稀如水者，去忍冬藤、车前草，加补骨脂、桑螵蛸、白术各10克，扁豆花6克；每性交时阴道胀痛出血者，加赤芍12克，地骨皮、牡丹皮各10克，田三七6克；腰脊酸痛，小腹胀坠而痛者，加桑寄生15克，川杜仲、川续断各10克，骨碎补15克。

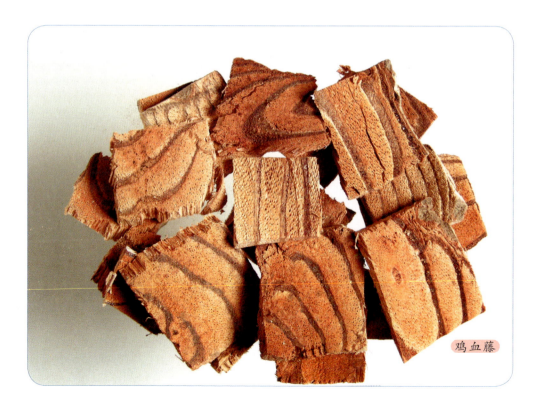

鸡血藤

子宫脱垂

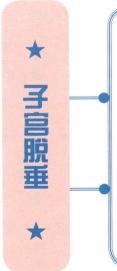

子宫脱垂为妇科常见病之一,指子宫偏离正常位置,沿着阴道下降,低于子宫颈外阴道口到坐骨棘水平以下,甚至完全脱出阴道口外。

中医称子宫脱垂为"阴挺",认为此病根本原因为肾气衰弱,不能统固胞经所致,治疗时宜益肾补气。

妙方一 补中益气汤

组成:黄芪18克,炙甘草、白术各9克,人参、陈皮、柴胡、升麻各6克,当归3克。

用法:水煎服;或制成丸剂,每次服9~15克,每日2~3次,温开水或姜汤送下。

功效:补中益气,升阳举陷。适用于子宫脱垂气虚型。症见子宫下移,或脱出阴道口外,劳则加剧,小腹下坠,神倦乏力,少气懒言,小便频数,或带下量多,色白质稀,面色少华,舌淡,苔薄,脉缓弱。

妙方二 大补元煎

组成:人参、升麻、鹿角胶各10克,山药、熟地黄、杜仲、当归、山茱萸、枸杞子各15克。

用法:水煎服,隔日1剂。

功效:补脾益肾,平肝升提。适用于子宫脱垂肾虚型。症见子宫下移,或脱出阴道口外,小腹下坠,小便频数,腰酸腿软,头晕耳鸣,舌淡,苔薄,脉沉细。

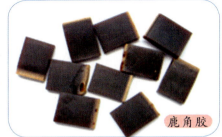

鹿角胶

妙方三　马齿苋公英黄柏洗剂

组成：马齿苋30克，蒲公英15克，黄柏10克。

用法：水煎，取药汁。以药汁熏洗患处。

功效：清利湿热，解毒。适用于合并感染的子宫脱垂。

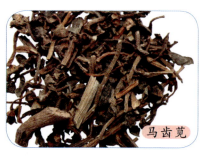
马齿苋

妙方四　龚氏升陷汤

组成：柴胡、升麻、知母各15克，黄芪60克，桔梗20克。

用法：水煎，取药汁。每日1剂，分次服用。

功效：升阳举陷，养阴清热。适用于子宫脱垂。

妙方五　金银花蒲公英洗剂

组成：金银花、蒲公英、紫花地丁各30克，黄连、枯矾、黄柏各10克，苦参、蛇床子各15克。

用法：水煎，取药汁。用药汁趁热先熏后洗，并可坐浴。

功效：清热解毒。适用于子宫脱垂并发感染者。

妙方六　椿根皮汤

组成：荆芥穗、藿香叶各15克，椿根皮60克。

用法：水煎，取药汁。用药汁洗患处，每日数次。

功效：散寒除湿，温经止痛。适用于子宫脱垂。

妙方七　大补元丸

组成：人参、白术、白芍、山茱萸、大枣各9克，熟地黄、金樱子、山药、海螵蛸各12克，牡蛎15克，白芷、柴胡、五味子各4.5克，升麻6克。

用法：上药研成细末，制成梧桐子大的药丸。每日2次，每次服10丸，空腹服用。

功效：补脾益肾，平肝升提。适用于子宫脱垂，伴有白带、夜尿频数、腰酸、易落发等。

妙方八　收宫散

组成：白胡椒、附片、肉桂、白芍、党参各20克，红糖60克。

用法：前五味药材共研细末，加红糖60克，合匀后分成30包，备用。每日1包，分早、晚2次，空腹用温开水送服。服前先饮一小杯黄酒，以助药性。服药期间忌食生冷。

功效：升提固脱，温补脾肾，除下焦寒湿。适用于子宫脱垂。

妙方九　三根母鸡汤

组成：棉花根、蓖麻根各30克，金樱子根60克，母鸡1只（重约1000克），调料适量。

用法：将鸡宰杀干净，切块；前三味装入纱布袋中；鸡与药袋加水共煮，待肉熟后入调料即成。适量食肉饮汤，隔3日一剂，连服3～5剂。

功效：回升子宫。适用于子宫脱垂。

妙方十　黄鳝小米粥

组成：黄鳝1条，小米50～100克，精盐少许。

用法：将黄鳝宰杀干净，细切，与小米共煮为粥，入精盐调味。空腹服食。

功效：益气补虚。适用于气虚引起的子宫脱垂。

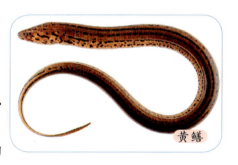
黄鳝

妙方十一　首乌小米粥

组成：何首乌30克，鸡蛋2枚，小米50克，白糖少许。

用法：将何首乌纳入纱布袋中，与小米共煮成粥，熟前将打入鸡蛋，入白糖调匀，煮熟即成。食粥吃蛋，分2次服食。

功效：益气养血。适用于气虚引起的子宫脱垂。

妙方十二　老竹根茶

组成：老竹根1只。

用法：水煎，取汁。代茶饮用。

功效：适用于子宫脱垂。

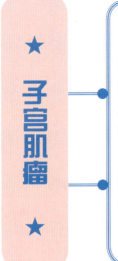

★ 子宫肌瘤 ★

子宫肌瘤是由于子宫平滑肌组织增生而形成的良性肿瘤，其中含有少量纤维结缔组织。它是女性生殖道较常见的肿瘤，多见于中年妇女。根据大量尸体解剖检查，发现30岁以上妇女中20%有大小不等、单个或多个肌瘤存在。

本病属中医"癥瘕""崩漏"范畴。临床上可分为痰瘀阻络、脾虚痰凝、脾肾阳虚、肝脾阴虚、肝郁气滞等证型。

妙方一 加味四君子汤

组成：党参、三棱各30克，白术24克，甘草9克，莪术60克，牛膝、茯苓各15克。

用法：水煎，取药汁。每日1剂，每日2次。

功效：益气健脾，祛瘀通络。适用于子宫肌瘤脾虚湿阻型。

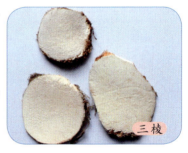

三棱

妙方二 香棱丸合桂枝茯苓丸

组成：木香、三棱、莪术、枳壳各10克，丁香、小茴香各6克，桂枝、茯苓、桃仁、赤芍各15克，牡丹皮12克。

用法：水煎，取药汁。口服，每日1剂。

功效：行气活血，破瘀消癥。适用于子宫肌瘤气滞血瘀型。

妙方三 金银花蕺菜饮

组成：金银花、皂角刺、蕺菜、丹参各20克，土茯苓、炒荆芥、赤芍、牡丹皮、三棱、莪术各15克，生甘草10克。

用法：水煎，取药汁。口服，每日1剂。

功效：解毒除湿，破瘀消癥。适用于子宫肌瘤血瘀兼湿热型。

妙方四　桂枝茯苓丸

组成：桂枝、茯苓、芍药、牡丹皮、桃仁（去皮尖）各6克。

用法：上药共研为细末，炼蜜为丸，如兔屎大。每日食前服一丸（3克），分早、晚服用。

功效：活血化瘀，消癥散结。适用于子宫肌瘤气滞血瘀型。

妙方五　橘叶苏梗饮

组成：鲜橘叶20克，紫苏梗10克，红糖15克。

用法：上3味放入保温杯，加盖，以开水冲泡15分钟。代茶频饮。

功效：行气止痛宽膈。适用于子宫肌瘤。

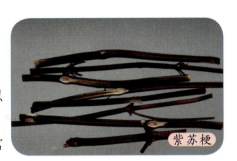

妙方六　玫瑰茉莉饮

组成：干玫瑰花瓣、干茉莉花各5克，绿茶9克。

用法：用冷水500毫升，煮沸后把绿茶、玫瑰花、茉莉花放在大茶壶内，将开水徐徐冲入，等茶叶沉底后，先把茶汁倒出冷却，再续泡2次，待冷后一并装入玻璃瓶，放入冰箱冷冻，成为冰茶。经常饮用。

功效：理气，活血，调经。适用于子宫肌瘤气滞血瘀型。

妙方七　荔枝香附饮

组成：荔枝核、香附30克，黄酒30毫升。

用法：将荔枝核、香附研成细末，混合后以瓷瓶密封保存。用时，取药末6克，以适量黄酒调服，每日3次。

功效：行气活血，散结止痛。适用于子宫肌瘤气滞血瘀型。

不孕症

凡夫妻同居2年以上，没有采取避孕措施而未能怀孕者，称为不孕症。婚后2年从未受孕者称为原发性不孕；曾经有过生育或流产，又连续2年以上不孕者，称为继发性不孕。不孕症是一种常见生殖系统疾病，受影响的人数很多。不孕的原因多种多样，与男女双方都有关系，排卵障碍、精液异常、输卵管异常、子宫内膜异位等都可导致不孕，女性的宫颈出现问题也可致不孕。

妙方一　助孕育麟方

组成：云茯苓、生地黄、熟地黄、淫羊藿、制黄精各12克，川牛膝、制甲片、石楠叶各9克，公丁香、桂枝各2.5克。

用法：水煎，取药汁。内服。

功效：益肾通络，调补冲任。适用于不孕症排卵功能异常或卵巢黄体功能不健等。

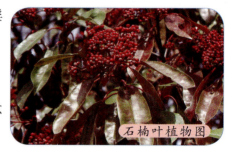
石楠叶植物图

妙方二　当归蜜丸

组成：当归、白芍、胎盘各60克，枸杞子、党参、杜仲、巴戟天、菟丝子、桑寄生、鹿角胶各30克，川芎20克，鸡血藤120克。

用法：上药共研细末，炼蜜为丸。每次9克，每日3次。

功效：滋补肝肾。适用于不孕症。

妙方三　种子丸

组成：制附片、白及、细辛、山茱萸、五灵脂、白薇各15克，石菖蒲、当归、生晒参、炒白术、陈莲蓬（烧存性）各50克，制香附30克。

用法：上药共研细末，炼蜜为丸，梧桐子大。在经净后服用，糯米酒送服。每日2次，每次20粒。服药7日内忌房事。

功效：温肾暖宫，补气化瘀。适用于宫寒肾虚、血瘀之不孕。

妙方四 助孕汤

组成：广木香、当归各10克，柴胡、香附各3克，紫河车、羌活、益母草、白芍各9克。

用法：水煎，取药汁。在月经后第10～15日服食药汁，服4～6剂。

功效：疏肝解郁，养血调经。适用于肝郁不孕。

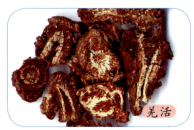

羌活

妙方五 通卵受孕种育汤

组成：当归、炒蒲黄、赤芍各10克，荔枝核、延胡索各15克，干姜、川芎各8克，肉桂4.5克，炒茴香3克。

用法：水煎，取药汁。内服。

功效：温经暖宫，活血理气。适用于输卵管阻塞所致的不孕。

妙方六 当归葛根汤

组成：当归、制香附、菟丝子各15克，葛根、益母草、丹参各30克，牡丹皮12克，红花、川牛膝、沉香（分吞）各10克，炒杜仲、川续断各24克。

用法：水煎，取药汁。每日1剂，内服。

功效：疏肝解郁，调理冲任，通经活血。适用于不孕症。

妙方七 开郁种玉汤

组成：酒炒白芍30克，茯苓（去皮）、酒炒香附（酒炒）、牡丹皮（酒洗）各9克，白术（土炒）、当归（酒洗）各15克，天花粉6克。

用法：水煎，取药汁。内服。

功效：解肝脾心肾四经之郁，开胞胎之门。适用于不孕症。

妙方八 并提汤

组成：大熟地、巴戟（盐水浸）、白术（土炒）各30克，人参、生黄芪各15克，枸杞子6克，山茱萸9克，柴胡1.5克。

用法：水煎，取药汁。每日1剂，日服2次。

功效：补肾气，补脾胃。适用于不孕症。

★ 习惯性流产 ★

妊娠在6个月（不足28周）以内，胎儿尚不具备独立的生存能力就产出，叫作流产。自然流产连续发生3次以上，每次流产往往发生在同一个妊娠月，称为习惯性流产，中医称为"滑胎"。流产发生前，阴道通常会有少量出血，出血时间可持续数天或数周，同时伴有腰腹疼痛。

妙方一　加减胎元饮

组成：黄芪15克，党参、白术、白芍、熟地黄、杜仲10克，陈皮6克，阿胶（烊冲）、当归各9克，菟丝子各12克，炙甘草3克。

用法：水煎，取药汁。口服，每日1剂。

功效：补气养血，安胎。适用于习惯性流产气血虚弱型。

妙方二　泽兰大枣饮

组成：绿茶1克，泽兰10克，大枣30克（剖开去核）。

用法：将泽兰、大枣洗净，与绿茶同放入茶杯中（有磁化杯更好），以沸腾的开水冲泡，加盖浸30分钟即可服用。饮茶汤，最后将大枣吃完。每日数次。

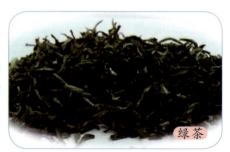
绿茶

功效：活血化瘀，健脾理气。适用于习惯性流产。

妙方三　加味寿胎丸

组成：菟丝子、杜仲、续断、狗脊、党参各12克，桑寄生、阿胶（烊冲）、巴戟天各9克，黄芪、仙鹤草各15克。

用法：水煎，取药汁。口服，每日1剂。

功效：补肾益气，安胎。适用于习惯性流产肾气亏虚型。

习惯性流产

妙方四　葡萄干蜜枣红饮

组成：红茶 1.5 克，葡萄干 30 克，蜜枣 25 克。

用法：取红茶、葡萄干、蜜枣加水 400 毫升，煮沸 3 分钟后即成。分 3 次代茶饮，每日 1 剂。

功效：益气养血，调补脾胃，除烦安胎。适用于习惯性流产。

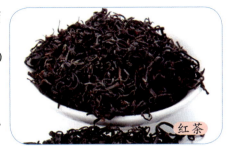
红茶

妙方五　益母草桃仁饮

组成：益母草 60 克，桃仁 15 克。

用法：水煎，取汁。代茶饮。

功效：安胎止血。适用于习惯性流产。

妙方六　艾叶蛋

组成：陈艾叶 30 克，鸭蛋 2 枚。

用法：将艾叶水煎，取汁，以汁煮荷包蛋，蛋熟即成。连蛋带汤 1 次服食，每日 1 剂，连服 10～15 日。

功效：暖宫固胎。适用于胞宫虚冷、胎元不固引起的习惯性流产、先兆流产。

妙方七　丽参三飞饮

组成：母鸡 1 只（重约 1000 克），白鸽 1 只，鹌鹑 1 只，高丽参 10 克，调料适量。

用法：前三味宰杀干净，把高丽参放入鹌鹑腹腔内，再将鹌鹑放入鸽腔，再将鸽子放鸡腔内，鸡放入碗内，蒸 2 小时至熟取出，以调料调味即成。饮汁食肉，每隔 5 日服食 1 次。

功效：固肾安胎。适用于肾虚胎元不固引起的习惯性流产。

妙方八　苎麻根煲鸡

组成：母鸡 1 只（重约 500 克），干苎麻根 30 克（鲜者 60～90 克），调味量适量。

用法：将鸡宰杀干净，去头、爪，纳苎麻根于鸡腹，加水炖汤，调味即成。随意食肉饮汤。

功效：养血安胎，调经止带。适用于习惯性流产。

第六章 儿科疾病奇方妙药

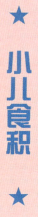

小儿食积

食积是因小儿喂养不当，内伤乳食，停积胃肠，脾运失司所引起的一种小儿常见的脾胃病症。临床以不思乳食，腹胀嗳腐，大便酸臭或便秘为特征。食积又称积滞，与西医学消化不良相近。本病一年四季皆可发生，夏秋季节，暑湿易于困遏脾气，发病率较高。小儿各年龄组皆可发病，但以婴幼儿多见。常在感冒、泄泻、疳证中合并出现。脾胃虚弱，先天不足以及人工喂养的婴幼儿容易反复发病。少数患儿食积日久，迁延失治，脾胃功效严重受损，导致小儿营养和生长发育障碍，形体日渐羸瘦，可转化成疳，故前人有"积为疳之母，无积不成疳"之说。《诸病源候论·小儿杂病诸候》中的"宿食不消候""伤饱候"是对本病的记载。其后《活幼心书》和《婴童百问》又分别提出了"积证"和"积滞"的病名。

妙方　加减健脾丸

组成：白术75克，白茯苓60克，人参45克，神曲、麦芽、山楂、陈皮、砂仁、山药、肉豆蔻各30克，甘草、木香、黄连各22克。

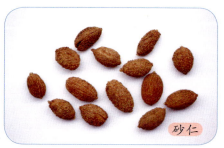

砂仁

用法：上药共碾为末，做成糊丸或水泛为丸，每次服6～9克，温开水送下，每日2次。

功效：健脾和胃，消食止泻。适用于小儿食积。症见神倦乏力，面色萎黄，形体消瘦，夜寐不安，不思乳食，食则饱胀，腹满喜按，呕吐酸馊乳食，大便溏薄、夹有乳凝块或食物残渣，舌淡红，苔白腻，脉沉细而滑。

小儿厌食

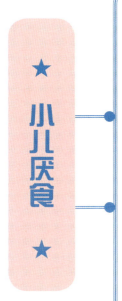

厌食指小儿较长时期不思进食，厌恶摄食的一种病证。目前，本病在儿科临床上发病率较高，尤在城市儿童中多见。好发于1～6岁的小儿。厌食指以厌恶摄食为主症的一种小儿脾胃病，若是其他外感、内伤疾病中出现厌食症状，则不属于本病。本病治疗，以"脾健不在补，贵在运"为原则，宜以轻清之剂解脾气之困，拨清灵脏气以恢复转运之机，使脾胃调和，脾运复健，则胃纳自开。脾运失健证固当重视健脾开胃；若是脾胃气虚证，亦当注意健脾益气而不壅补碍胃，同时佐以助运开胃之品；若是脾胃阴虚证，亦当注意益阴养胃而不滋腻碍脾，同时适加助运开胃之品。在药物治疗同时应注重饮食调养，纠正不良的饮食习惯，才能取效。

妙方一　加味异功散

组成：即四君子汤加陈皮各等份（各6克）。

用法：水煎服，用量按原方比例，酌情增减。

功效：益气健脾，行气化滞。适用于小儿厌食。症见不思进食，食不知味，食量减少，形体偏瘦，面色少华，精神欠振，或有大便溏薄夹不消化物，舌质淡，苔薄白。

妙方二　加减养胃增液汤

组成：石斛、乌梅、北沙参、玉竹、佛手、白芍、谷芽、麦芽各10克，砂仁（后下）3克，甘草6克。

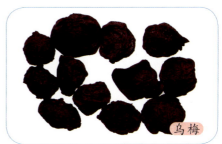

乌梅

用法：水煎服。

功效：养胃育阴。适用于小儿厌食。症见不思进食，食少饮多，口舌干燥，大便偏干，小便色黄，面黄少华，皮肤失润，舌红少津，苔少或花剥，脉细数。

小儿夜啼

婴儿白天能安静入睡,入夜则啼哭不安,时哭时止,或每夜定时啼哭,甚则通宵达旦,称为夜啼。多见于新生儿及6个月内的小婴儿。

新生儿及婴儿常以啼哭表达要求或痛苦,饥饿、惊恐、尿布潮湿、衣被过冷或过热等均可引起啼哭。此时若喂以乳食、安抚、更换潮湿尿布、调整衣被厚薄后,啼哭可很快停止,不属病态。

妙方一 导赤散

组成:木通、生地黄、生甘草各等份。

用法:上药为粗末,每次用9~15克,加竹叶适量煎服;亦作汤剂,用量按原方比例酌定,加入竹叶适量,水煎服。

功效:清心利水养阴。适用于小儿夜啼。症见啼哭时哭声较响,见灯尤甚,哭时面赤唇红,烦躁不宁,身腹俱暖,大便秘结,小便短赤,舌尖红,苔薄黄,指纹多紫。

妙方二 远志丸去朱砂

组成:石菖蒲、远志各60克,茯神、白茯苓、人参、龙齿各30克。

用法:制为蜜丸。每服9克,每日2次。

功效:补心气,镇心安神。适用于小儿夜啼。症见夜间突然啼哭,似见异物状,神情不安,时作惊惕,紧偎母怀,面色乍青乍白,哭声时高时低,时急时缓,舌苔正常,指纹色紫,脉数。

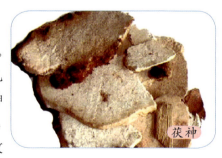

加减:睡中时时惊惕者,加钩藤、蝉蜕、菊花以熄风镇惊。也可用琥珀抱龙丸以安神化痰。

按语:方中远志、石菖蒲、茯神、龙齿定惊安神,人参、白茯苓补气养心。

小儿惊风

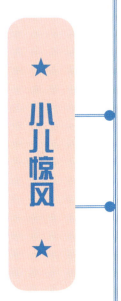

惊风是小儿时期常见的一种急重病症,以临床出现抽搐、昏迷为主要特征,又称"惊厥",俗名"抽风"。任何季节均可发生,一般以1~5岁的小儿为多见,年龄越小,发病率越高。其病情往往比较凶险,变化迅速,威胁小儿生命。所以,古代医家认为惊风是一种恶候。如《东医宝鉴·小儿》说:"小儿疾之最危者,无越惊风之证。"《幼科释谜·惊风》也说:"小儿之病,最重惟惊。"

惊风的症状,临床上可归纳为八候。所谓八候,即搐、搦、掣、颤、反、引、窜、视。八候的出现,表示惊风已在发作。但惊风发作时,不一定八候全部出现。由于惊风的发病有急有缓,症候表现有虚有实、有寒有热,故临证常将惊风分为急惊风和慢惊风。凡起病急暴,属阳属实者,统称急惊风;凡病势缓慢,属阴属虚者,统称慢惊风。

妙方一 加减银翘散

组成: 金银花、连翘各15克,荆芥穗、淡竹叶各4克,淡豆豉、生甘草各5克,牛蒡子、薄荷、桔梗各6克。

用法: 共为粗末,每服18克,以鲜芦根汤送服。

功效: 辛凉透表,清热解毒。适用于小儿惊风。症见发热骤起,头痛身痛,咳嗽流涕,烦躁不宁,四肢拘急,目睛上视,牙关紧闭,舌红苔白,脉浮数或弦数。

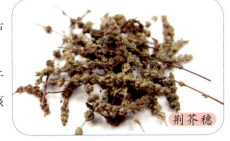

荆芥穗

加减: 喉间痰鸣者,加竹黄、瓜蒌皮清化痰热;高热、便秘、乳蛾红肿者,加大黄或凉膈散釜底抽薪。以往有高热惊厥史患儿,在感冒发热初起,宜加服紫雪散以防惊厥发作。

妙方二　加减清瘟败毒饮

组成：生石膏15~60克，生地黄9~30克，水牛角2~6克，黄连3~9克，栀子、黄芩、知母、赤芍、玄参、连翘、牡丹皮各9克，桔梗、甘草、鲜竹叶各6克。

用法：水煎服。

功效：清热解毒，凉血泻火。适用于小儿惊风。症见起病急骤，高热烦躁，口渴欲饮，神昏惊厥，舌苔黄糙，舌质深红或绛，脉数有力。

连翘

加减：神志昏迷，加石菖蒲、郁金，或用至宝丹、紫雪丹熄风开窍；大便秘结，加生大黄、芒硝通腑泄热；呕吐，加半夏、玉枢丹降逆止吐。

妙方三　加味黄连解毒汤

组成：黄连、栀子各9克，黄芩、黄柏各6克。

用法：水煎，分2次服。

功效：泻火解毒。适用于小儿惊风。症见起病急骤，突然壮热，烦躁谵妄，神志昏迷，反复惊厥，呕吐腹痛，大便腥臭，或夹脓血，舌质红，苔黄腻，脉滑数。

加减：舌苔厚腻，大便不爽，加生大黄、厚朴清肠导滞、泻热化湿；窍闭神昏，加安宫牛黄丸清心开窍；频繁抽风，加紫雪丹平肝熄风；呕吐，加玉枢丹辟秽解毒止吐。

小儿水肿

小儿水肿是指体内水液潴留，泛溢肌肤，引起面目、四肢甚至全身浮肿，小便短少的一种常见病症。根据其临床表现分为阳水和阴水。阳水多见于西医学急性肾小球肾炎，阴水多见于西医学肾病综合征。小儿水肿好发于2～7岁的儿童。阳水发病较急，若治疗及时，调护得当，易于康复，预后一般良好；阴水起病缓慢，病程较长，容易反复发作，迁延难愈。

妙方一　加减麻黄连翘赤小豆汤

组成：麻黄、生姜、甘草各6克，连翘、苦杏仁各9克，赤小豆30克，大枣12枚，桑白皮、车前子各10克。

用法：水煎服。

功效：解表散邪，清热除湿。适用于小儿水肿。症见水肿大都先从眼睑开始，继而四肢，甚则全身浮肿，来势迅速，颜面为甚，皮肤光亮，按之凹陷即起，尿少

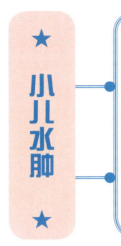
赤小豆

或有尿血，伴发热恶风，咳嗽，咽痛，肢体酸痛，苔薄白，脉浮。

加减：表寒重，加防风、荆芥、桂枝祛风散寒解表；表热重，加金银花、浮萍辛凉清热解表；尿少、水肿甚者，加泽泻、茯苓、猪苓利水消肿；尿血，加白茅根、大蓟、小蓟凉血止血；咽痛、咳嗽，加土牛膝根、牛蒡子、蝉蜕清热解毒、宣肺利咽止咳。若头痛目眩，去麻黄，加浮萍、钩藤、菊花、决明子平肝潜阳。

妙方二　加减五皮饮

组成：桂枝10克，陈皮、车前子、姜皮、茯苓皮各15克，白术、猪苓、泽泻、熟地黄、茯苓、桑白皮、大腹皮、山茱萸各20克。

用法：水煎服。

功效：清热解毒，利水消肿。适用于小儿水肿。症见面肢浮肿或轻或重，小便黄赤短少或见尿血，常患有脓疱疮、疖肿、丹毒等疮毒，烦热口渴，大便

干结，舌红，苔黄腻，脉滑数。

加减：高热口渴，加生石膏、知母清热生津；大便干结，加大黄泄热通腑；皮肤疮毒，加苦参、白鲜皮清热解毒；小便灼热短黄，加黄柏、车前子清下焦湿热以利尿；尿血，加大蓟、小蓟，并服琥珀粉，以清热凉血止血。

妙方三　加减参苓白术散合玉屏风散

组成：党参15克，黄芪10克，白术6克，山药6克，莲子10克，薏苡仁10克，茯苓6克，砂仁3克，甘草6克。

用法：水煎服。

功效：益气健脾，利水渗湿。适用于小儿水肿。症见浮肿不著，或仅见面目浮肿，面色少华，倦怠乏力，纳少便溏，小便略少，易出汗，易感冒，舌质淡，苔薄白，脉缓弱。

加减：食少便溏，加苍术、焦山楂运脾消食以止泻；脘痞腹胀，加陈皮、半夏理气宽中消胀；若小便清长，四肢欠温，加附子、桂枝温阳通经；镜下血尿，加益母草、牡丹皮活血止血；水肿明显，去山药、莲子、砂仁，加桑白皮、泽泻、大腹皮、车前子利水消肿。

妙方四　真武汤

组成：炮附子、茯苓、白芍、生姜各9克，白术6克。

用法：水煎服。

功效：温阳利水。适用于小儿水肿。症见全身浮肿，以腰腹下肢为甚，按之深陷难起，畏寒肢冷，面白无华，神倦乏力，小便少，大便溏，舌淡胖，苔白滑，脉沉细。

加减：偏于脾阳虚者，加苍术、党参、干姜温阳助运；偏于肾阳虚者，加淫羊藿、肉桂温肾壮阳；神疲气短乏力，加党参、黄芪补气益肾健脾；水肿较甚，尿少，加猪苓、泽泻、大腹皮、桂枝化气利水；久病夹瘀，加丹参、水蛭活血化瘀。

遗尿症

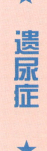

遗尿症是指3周岁以后不能控制排尿，又无神经系统或泌尿生殖系统器质性病变，临床上没有排尿困难或剩余尿，尿液检查正常，而在夜间入睡后产生无意识排尿。引起遗尿的机制，现代医学认为是神经发育尚未成熟，或为膀胱脊髓神经支配的兴奋性发生变化而致。引起功能性遗尿的常见原因主要是精神因素，此病多见于10岁以下儿童，偶可延长到十几岁。中医认为主要是肾气不足、膀胱不能制约小便所致。主要分为三种类型：肺热郁结型、肾气不足型、脾肺气虚型。

妙方一　芡实金樱子饮

组成：芡实仁50克，金樱子20克。

用法：将金樱子煮100克汁，加入芡实仁和适量水，用大火烧沸后转用小火熬煮。每日1剂，分2次服用，温热食用。

功效：固肾缩尿，益肾固精健脾。适用于小儿肾虚遗尿及成人遗精、老年小便失禁等。

妙方二　玉竹饮

组成：玉竹50克。

用法：将鲜玉竹洗净加水煎，取药汁。每日1剂，分2次服用。

功效：补肺健脾，益气缩尿。适用于脾肺气虚之小儿遗尿。

妙方三　遗尿方

组成：菟丝子、黄芪、怀山药各15克，覆盆子、乌药各10克，石菖蒲、远志、柴胡各6克，甘草3克。

用法：水煎，取药汁。每日1剂，分2次服用。10日为1个疗程，连服1～3个疗程。

功效：温肾固摄，补脾益肺。适用于原发性遗尿症。

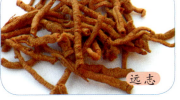

远志

妙方四　外敷止遗方

组成：益智仁、肉桂、乌药、黄芪、五倍子、山药各10克，醋适量。

用法：上药共研细末，混合均匀，装瓶密封以备用。每次取10克，临睡前用食醋调成糊状备用。胶布固定即可。24小时更换1次，连敷5次；然后隔日敷脐1次，每次24小时后取下，再敷5次；然后每周敷脐2次，每次24小时后取下，敷2周以巩固疗效。

功效：温补固涩。适用于遗尿症。

妙方五　二至交泰汤

组成：女贞子、旱莲草、远志、桑螵蛸各15克，肉桂6克，黄连9克，菖蒲10克。

用法：水煎，取药汁。每日1剂，早、晚分服，连服8周。

功效：交通心肾，养血安神，补肾固摄。适用于遗尿症。

妙方六　止遗方

组成：桑螵蛸、金樱子、芡实、益智仁、乌药、石菖蒲各12克，山药30克。

用法：水煎，取药汁。每日1剂，连服7～14日。

功效：培元补肾，健脾益气，敛肺缩尿，醒脑开窍。适用于遗尿症。

妙方七　参蛸汤

组成：人参、莲米各10克，桑螵蛸30克，覆盆子、大枣各20克，益智仁、山茱萸、山药、杜仲各15克。

用法：水煎，取药汁。每日1剂，分3次服用。10日为1个疗程，连续治疗2～5个疗程。

功效：益气温阳，固摄止遗。适用于原发性遗尿症。

桑螵蛸

妙方八　夜尿警觉汤

组成：党参、益智仁各12克，石菖蒲、麻黄各9克，桑螵蛸15克，乌药、补骨脂、薏苡仁各8克。

遗尿症

用法：水煎，取药汁。每日1剂，分2次服用，连服7～14日。

功效：温补肾阳，健脾益气化湿。适用于遗尿症。

妙方九　遗尿停

组成：黄芪3～15克，麻黄、五味子、陈皮各3～10克，炒山药5～30克，菖蒲、桂枝、远志各2～10克，桑螵蛸、益智仁、焦栀子各2～8克。

用法：上药加水煎2次，混合两煎所得药汁备用。每日1剂，分2次服用。2周为1个疗程。

功效：健脾补肾，涤痰开窍。适用于遗尿症。

妙方十　外敷遗尿停

组成：桑螵蛸、益智仁、覆盆子、五倍子各5克，冰片3克。

用法：上药研细末，混合后用醋调。敷于脐部，用纱布覆盖，胶布固定24小时后换1次。20日为1个疗程。

功效：固摄肾气，补益肾元。适用于遗尿症。

儿童多动综合征

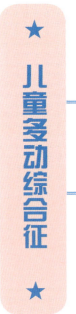

儿童多动综合征也叫注意力缺陷多动症，是儿童较常见的行为障碍性疾病，多发于6～14岁年龄段，男孩多于女孩。本病临床表现为注意力不集中，自我控制能力差，动作过多，情绪不稳，任性冲动，伴有学习困难，但智力发育正常或基本正常。该病具有一定的自愈倾向，患者进入青春期后多自我好转。

妙方一　鹿角粉龙膏汤

组成：鹿角粉（冲）、熟地黄各20克，生龙骨（先煎）30克，丹参、制龟板各15克，枸杞子、石菖蒲各9克，远志3克，砂仁（后下）4.5克，益智仁6克。

用法：水煎，取药汁。口服。

功效：滋阴潜阳，涤痰开窍，活血化瘀。适用于儿童多动综合征。

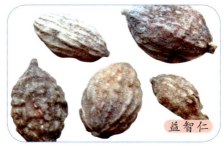

益智仁

妙方二　滋肾平肝汤

组成：生地黄、枸杞子、女贞子、旱莲草、合欢花、钩藤、杭菊花各10克，当归6克，生白芍13克，百合、珍珠母、生龙骨、生牡蛎各15克。

用法：水煎，取药汁。每日1剂，分早、晚服。

功效：滋养肝肾，平肝潜阳。适用于儿童多动综合征肾虚肝亢型。

妙方三　益智宁神汤

组成：熟地黄、黄芪各15克，白芍12克，龙骨20克，五味子、远志、石菖蒲各6克。

用法：水煎，取药汁。每日1剂，分2次服用。

功效：益肾填精，清心宁神，益智。适用于儿童多动综合征。

妙方四　健脾养心丸

组成：白术10克，甘草6克，云苓、大枣、龙骨、牡蛎、生地黄、白芍、地骨皮各12克，胡黄连4克，鸡内金8克，浮小麦30克。

用法：水煎，取药汁。每日1剂，分2～3次服用。6剂为1个疗程。

功效：健脾养心。适用于儿童多动综合征，症见小儿面黄肌瘦，烦躁不安，喜爬好动，口臭，便秘，少寐，盗汗，遗尿。

妙方五　益气宁心汤

组成：黄芪、党参、怀山药、石菖蒲、钩藤各10克，茯神、酸枣仁各20克，夜交藤、生龙骨、生牡蛎各15克，远志、炙甘草各6克。

用法：水煎，取药汁。每日1剂，分早、晚服用。

功效：养心健脾，安神定志，益气。适用于儿童多动综合征心脾气虚型。

妙方六　生脉饮

组成：红参3克，麦冬、北五味子各6克。

用法：水煎，取药汁。代茶频饮，每日1剂。

功效：益气养阴，安神定志。适用于儿童多动综合征气阴两虚型。

妙方七　小麦糯米粥

组成：酸枣仁15克，小麦、糯米各30克。

用法：酸枣仁纳入纱布袋中，扎紧口，与小麦、糯米加水同煮成稀粥，去枣仁。趁热饮服，一日1～2次。

功效：益脾养心，宁神除烦。适用于儿童多动综合征。

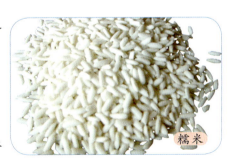
糯米

第七章 肿瘤科奇方妙药

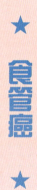

食管癌

食管癌是指发生于食管黏膜上基底细胞的恶性肿瘤，为消化道的常见恶性肿瘤之一。食管癌最常见的症状为吞咽困难，早期症状多不明显，有时仅感吞咽食物时不适，食物停滞感或有噎塞感，随病情发展而发生进行性吞咽困难。中晚期患者伴有前胸后背持续性疼痛，胸骨后有烧灼感，伴发纵膈炎、肺炎，消瘦明显，体重下降，大便秘结，呕吐涎沫，声音嘶哑等。食管癌应争取早期发现，早期诊断，早期治疗。现代医学对本病的治疗手段主要有外科手术、放射治疗和化学药物治疗。外科手术切除对早期食管癌疗效较好，术后5年生存率达90%左右。晚期食管癌不宜手术而常采取放射治疗。术后治疗可结合放疗、化疗和中医药综合治疗，可延长患者生存期，缓解临床症状。本病属祖国传统医学噎膈、反胃等范畴。

妙方一 启膈散

组成：沙参、丹参各9克，川贝母4.5克，茯苓3克，郁金、杵头糠各1.5克，砂仁壳1.2克，荷叶蒂2个。

用法：水煎服。

功效：润燥解郁，化痰降逆。适用于痰气交阻型食管癌。症见进食梗阻，脘膈痞满，甚则疼痛，情志舒畅则减轻，精神抑郁则加重，嗳气呃逆，呕吐痰涎，口干咽燥，大便艰涩，舌质红，苔薄腻，脉弦滑。

郁金植物图

加减：若郁久化热、心烦口苦者，可加栀子、黄连、山豆根以清热；若津伤便秘，可加增液汤和白蜜，以助生津润燥之力；若胃失和降、泛吐痰涎者，加半夏、陈皮、旋覆花以和胃降逆。

妙方二　沙参麦冬汤

组成：沙参、麦冬各9克，玉竹6克，冬桑叶、生扁豆、天花粉各4.5克，生甘草3克。

用法：水煎服。

功效：清养肺胃，生津润燥。适用于津亏热结型食管癌。症见进食时梗涩而痛，水饮可下，食物难进，食后复出，胸背灼痛，形体消瘦，肌肤枯燥，五心烦热，口燥咽干，渴欲饮冷，大便干结，舌红而干，或有裂纹，脉弦细数。

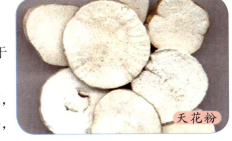

天花粉

妙方三　通幽汤

组成：桃仁（研）、当归、升麻各3克，槟榔（研末，冲）、生地黄、熟地黄各1.5克，甘草、红花各0.3克。

用法：水煎服。

功效：养血活血，润燥通幽。适用于瘀血内结型食管癌。症见进食梗阻，胸膈疼痛，食不得下，甚则滴水难进，食入即吐，面色暗黑，肌肤枯燥，形体消瘦，大便坚如羊屎，或吐下物如赤豆汁，或便血，舌质紫暗，或舌红少津，脉细涩。

妙方四　地黄山茱萸泽泻汤

组成：生地黄15克，山茱萸、泽泻、牡丹皮、怀山药、白茯苓、牛膝、薏苡仁、鸡内金、麦冬、金石斛各10克，生牡蛎30克。

用法：水煎，取药汁。每日1剂，分2次服用。

功效：养阴补肾，消肿散结。适用于食管癌。

妙方五　斑蝥蜈蚣红娘散

组成：斑蝥1只，蜈蚣2条，红娘30克，乌梅、木香、轻粉、土鳖虫各10克，山豆根15克，大枣10枚，黄连6克。

用法：上药共研细。口服，每次6克，每日2次。

功效：解毒散结，消肿止痛。适用于食管癌。

★ 胃癌 ★

胃癌是指发生在贲门、胃体、幽门部胃黏膜上皮及肠化上皮的恶性肿瘤，位于我国占各部位恶性肿瘤死因的前列。胃癌的主要症状：早期的胃癌没有什么症状，或者没有什么特殊的症状，随着癌肿的发展，可以出现一系列的变化，例如上腹饱胀，上腹不适，或感到隐痛，也可剧痛，胃纳减退，消化不良。癌症较严重时，会出现消瘦、乏力、精神不振、贫血、呕血、胃穿孔等，同时可伴有低热。如果病人身体较消瘦，他自己甚至还可在上腹部摸到肿块。

胃癌患者在治疗过程中，可遵医嘱配合食物疗法更显效果。改变不良的饮食习惯，多吃新鲜蔬菜、水果，多饮新鲜牛奶，提倡饮茶等。不吃烫食，不暴饮暴食，不过快进食，避免进食粗糙食物，不在情绪欠佳时进食，不酗酒，不吸烟。此外，还应切实做到高度重视胃部慢性疾病的治疗，防患于未然。

妙方一　开郁至神汤

组成：人参、白术、炒栀子各3克，香附9克，茯苓、当归各6克，白芍、柴胡各15克，陈皮、甘草各1.5克。

用法：水煎服。

功效：理气化痰。适用于痰气交阻型胃癌。症见胃脘满闷作胀或痛，窜及两肋，呃逆，呕吐痰涎，胃纳减退，厌肉食，苔白腻，脉弦滑。

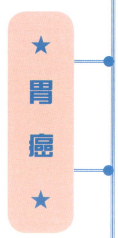

陈皮

妙方二　导痰汤

组成：半夏（汤洗七次）120克，天南星（细切，姜汁浸）、枳实（去瓤）、橘红、赤茯苓各30克，炙甘草15克。

用法：原方为粗末，每服9克，水二盏，姜十片，煎至一盏，去渣，温服，食前。

功效：祛风导痰，下气开郁。适用于胃癌痰湿凝滞型。症见胃脘满闷，面黄虚胖，呕吐痰涎，腹胀便溏，痰核累累，舌淡滑，苔滑腻。

妙方三　膈下逐瘀汤

组成：当归、桃仁、甘草、红花各9克，五灵脂、川芎、牡丹皮、赤芍、乌药各6克，香附、枳壳4.5克，延胡索3克。

用法：水煎服。

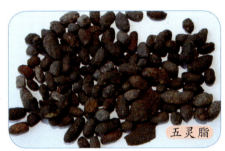

功效：活血祛瘀，行气止痛。适用于胃癌瘀血内结型。症见胃脘刺痛而拒按，痛有定处，或可扪及腹内积块，腹满不食，或呕吐物如赤豆汁样，或黑便如柏油样，或左颈窝有痰核，形体日渐消瘦，舌质紫暗或有瘀点，脉涩。

妙方四　竹叶石膏汤

组成：竹叶6克，石膏50克，半夏（洗）9克，麦冬（去心）20克，人参、甘草（炙）各6克，粳米10克。

用法：上七味，以水一斗，煮取六升，去渣，入粳米，煮米熟，汤成去米，温服一升，日三服。

功效：清热生津，益气和胃。适用于胃癌胃热伤阴型。症见胃脘部灼热，口干欲饮，胃脘嘈杂，食后剧痛，进食时可有吞咽哽噎难下，甚至食后即吐，纳差，五心烦热，大便干燥，形体消瘦，舌红少苔，或舌黄少津，脉细数。

妙方五　理中汤

组成：人参、干姜、炙甘草、白术各9克。

用法：上四味锉碎，以水八升，煮取三升，去渣，温服一升，日三服。

功效：温中祛寒。适用于胃癌脾胃虚寒型。症见胃脘隐痛，喜温喜按，腹部可触及积块，朝食暮吐，或暮食朝吐，宿食不化，泛吐清涎，面色㿠白，肢冷神疲，面部、四肢浮肿，便溏，大便可呈柏油样，舌淡而胖，苔白滑润，脉沉缓。

妙方六 十全大补汤

组成：人参（去芦）、肉桂（去皮）、川芎、干熟地黄、茯苓、白术、甘草（炙）、黄芪、当归（去芦）、白芍各等份（9 克）。

用法：上为细末，每服二大钱（9 克），用水一盏，加生姜三片、枣子二枚，同煎至七分，不拘时候温服。

功效：温补气血。适用于胃癌气血两亏型。症见胃脘疼痛绵绵，全身乏力，心悸气短，头晕目眩，面色无华，虚烦不眠，自汗盗汗，面浮肢肿，或可扪及腹部积块，或见便血，纳差，舌淡苔白，脉沉细无力。

妙方七 乌蛇鹿角霜散

组成：乌梢蛇、鹿角霜、螃蟹各 60 克。

用法：将以上 3 味晒干碾细末，装瓶备用。每次 5 克，每日 3 次。

功效：破瘀消积，通络止痛。适用于胃癌气滞血瘀型。

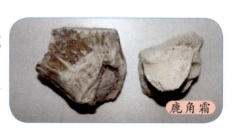

鹿角霜

妙方八 参芪鸡血藤汤

组成：生黄芪、太子参、鸡血藤各 30 克，白术、茯苓各 10 克，枸杞子、女贞子、菟丝子各 15 克。

用法：水煎，取药汁。每日 1 剂，分 2 次服用。

功效：益气养阴，健脾益肾。适用于胃癌。

妙方九 山豆根莪术汤

组成：山豆根、山慈菇、土茯苓、金银花、连翘、虎杖、焦栀子、半枝莲、浙贝母、三棱、莪术、丹参、赤芍、穿山甲、土鳖虫、党参、黄芪、焦三仙各 10 克。

用法：水煎，取药汁。每日 1 剂，分 2 次服用。

功效：益气活血，解毒散结。适用于胃癌。

妙方十 附子人参良姜汤

组成：附子（先煎）、沉香各 4.5 克，人参 7.5 克，良姜 4 克，姜半夏 9 克，木香 3 克。

用法：水煎，取药汁。每日 1 剂，分 2 次服用。

功效：温阳暖胃，理气化瘀。适用于胃癌寒证者。

肝 癌 ★

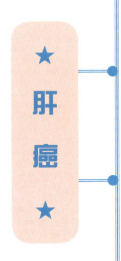

肝癌是指发生于肝脏的恶性肿瘤。肝细胞癌变初期，症状通常不太显明，容易让人忽视，但还是有以下特点：食欲明显减退，腹部闷胀，消化不良，有时出现恶心、呕吐；不明原因的鼻出血、皮下出血；右上腹隐痛，或肝区持续性或间歇性的疼痛，变换体位时疼痛有时加剧；人的体重减轻，四肢无力，不明原因的发热及水肿，皮肤瘙痒，甚至出现黄疸。

肝癌分为两种，即原发性肝癌和继发性肝癌。人们日常所说的肝癌多为原发性肝癌。原发性肝癌的发病率占恶性肿瘤的前五位。病毒性肝炎患者是肝癌高发人群，特别是乙肝患者，比没有患过乙肝的人患肝癌的概率要高10倍之多。大量酗酒、长期进食含有毒素成分的食物的人，也是肝癌多发人群。

妙方一 柴胡疏肝散

组成：柴胡、陈皮（醋炒）各6克，川芎、枳壳（麸炒）、芍药、香附各4.5克，甘草（炙）1.5克。

用法：水煎服。

功效：疏肝解郁，行气止痛。适用于肝癌肝气郁结型。症见右胁部胀痛，右胁下肿块，胸闷不舒，善太息，纳呆食少，时有腹泻，月经不调，舌苔薄腻，脉弦。

妙方二 复元活血汤

组成：大黄18克，桃仁、柴胡各15克，当归、瓜蒌根各9克，红花、穿山甲（炮）、甘草各6克。

用法：水煎服。

功效：活血祛瘀，疏肝通络。适用于肝癌气滞血瘀型。症见右胁疼痛较剧，如锥如刺，入夜更甚，甚至痛引肩背，右胁

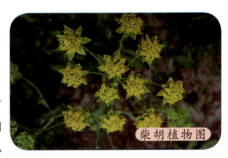

柴胡植物图

下结块较大，质硬拒按，或同时见左胁下肿块，面色萎黄而暗，倦怠乏力，脘腹胀满，甚至腹胀大，皮色苍黄，脉络暴露，食欲不振，大便溏结不调，月经不调，舌质紫暗有瘀点瘀斑，脉弦涩。

妙方三　茵陈蒿汤

组成：茵陈蒿18克，栀子、大黄各9克。

用法：水煎服。

功效：清热，利湿，退黄。适用于湿热聚毒型肝癌。症见右胁疼痛，甚至痛引肩背，右胁部结块，身黄目黄，口干口苦，心烦易怒，食少厌油，腹胀满，便干溲赤，舌质红，苔黄腻，脉弦滑或滑数。

妙方四　益气散疾汤

组成：黄芪、茯苓、白花蛇舌草、半枝莲各30克，白蔹25克，党参18克，制香附、全当归各15克，土炒白术、三棱、莪术、延胡索各10克，三七粉2克。

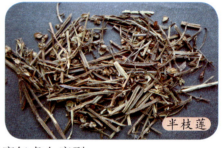
半枝莲

用法：上药除三七粉外，水煎，取药汁。喝药汁，三七粉冲服。

功效：益气活血，散瘀止痛。适用于肝癌气虚血瘀型。

妙方五　预知子石燕汤

组成：预知子、石燕、马鞭草各30克。

用法：水煎，取药汁。口服，每日1剂。

功效：清热化痰，解毒散结。适用于肝癌。

妙方六　鼠妇汤

组成：干燥鼠妇60克。

用法：上药加水适量，水煎2次，取汁240毫升，两汁混合，备用。口服，分次服用。服药期间禁食酸、辣、腥味食物。

功效：破血，利水，解毒，止痛。适用于肝癌剧痛。

妙方七　火硝明矾糊

组成：火硝、明矾各9克，胡椒18克，黄丹、麝香各3克，米醋适量。

用法：上药除米醋外，共研为细末，然后以米醋调成糊状。外敷于涌泉穴。

功效：止痛。适用于肝癌引起的疼痛。

妙方八　消瘕汤

组成：鳖甲（先煎）、白术各15克，白芍30克，枳壳、木香各1.5克，甘草、郁金各3克，白豆蔻2粒，牡丹皮、花粉、香附各6克，茯苓、巴戟天各10克。

用法：水煎，取药汁。每日1剂，分2次服用。

功效：导滞散结。适用于肝癌。

妙方九　白芍栀子饮

组成：白芍35克，栀子、川贝母、牡丹皮、没药、枳壳、金银花、甘草、蒲公英、青皮各10克，当归25克，茯苓20克，白糖30克。

用法：上药加水适量，以中火煮沸，再用小火沸煎25分钟，滤渣取汁，调入白糖即成。每次饮汁100毫升，每日3次。

功效：祛瘀消肿。适用于肝癌。

妙方十　雄黄散

组成：雄黄、朱砂、五倍子、山慈菇各等份。

用法：上药共研为细末。每次吸入少许药末。

功效：清瘀散结，解毒化瘀。适用于肝癌。

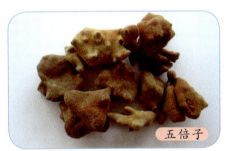

五倍子

妙方十一　半枝莲饮

组成：半枝莲、当归各15克，黄芪20克，白花蛇舌草、白糖各30克，大黄、黄芩、炙栀子、豨莶草、金银花各10克。

用法：上药入锅，加水以中火烧沸，改小火沸煎25分钟，滤渣取汁，调入白糖即成。每次服食药汁100毫升，每日3次。

功效：清热解毒，活血祛瘀，止痛。适用于肝癌。

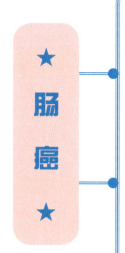

肠癌

肠癌是发生于人体肠道的恶性肿瘤，主要指直肠癌和结肠癌。直肠和结肠都属于人体大肠组织，当它们的细胞癌变时，人通常会出现便血，并有不同程度的便不尽感、肛门下坠感，甚至出现腹泻。人们往往忽视这些细胞癌变示警信号，误认为是痔疮。癌症继续恶化后，出现腹泻、贫血、体力下降等症状。肠癌还会侵犯膀胱、肺脏等，引发尿急、尿痛、干咳、胸痛等。

关于肠癌发病的原因，医学界至今还未弄清。但可以肯定的是，它与人的饮食习惯、遗传因素有着密切关系。中医认为，肠癌与人们过食肥甘、霉变食物或大肠慢性疾病等有关。

妙方一　槐角丸

组成：槐角30克，枳壳（麸炒）、当归、黄芩、黄柏、侧柏叶（各酒洗）、黄连、荆芥、防风、地榆各15克。

用法：上为末，酒糊为丸，如梧桐子大。每服70丸，空腹时用米汤送下。

功效：清热利湿，化瘀解毒。适用于湿热下注型肠癌。症见腹部阵痛，便中带血或黏液脓血便，里急后重，或大便干稀不调，肛门灼热，或有发热、恶心、胸闷、口干、小便黄等，舌质红，苔黄腻，脉滑数。

妙方二　膈下逐瘀汤

组成：五灵脂、当归、桃仁、甘草、红花各9克，川芎、牡丹皮、赤芍、乌药各6克，枳壳5克，延胡索、香附各3克。

用法：水煎服。

功效：活血化瘀，行气止痛。适用于瘀毒内阻型肠癌。症见腹部拒按，或腹内结块，里急后重，大便脓血，色紫暗，量多，烦热口渴，面色晦暗，或有肌肤甲错，舌质紫暗或有瘀点、瘀斑，脉弦。

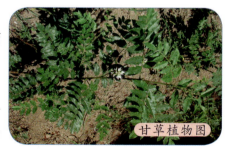

甘草植物图

妙方三 附子理中汤

组成：大附子（炮，去皮、脐）、人参、干姜（炮）、甘草（炙）、白术各等份（各9克）。

用法：上药锉散。每服12克，用水225毫升，煎取160毫升，去渣，不拘时服。

功效：补虚回阳，温中散寒。适用于肠癌脾肾阳虚型。症见腹痛喜温喜按，或腹内结块，下利清谷或五更泄泻，或见大便带血，面色苍白，少气无力，畏寒肢冷，腰酸膝冷，苔薄白，舌质淡胖有齿痕，脉沉细弱。

妙方四 八珍汤

组成：人参、白术、白茯苓、当归、川芎、白芍、熟地黄、甘草（炙）各15克。

用法：作汤剂，加生姜三片，大枣五枚，水煎服，用量根据病情酌定。

功效：益气补血。适用于肠癌气血两虚型。症见腹痛绵绵，或腹内结块，肛门重坠，大便带血，泄泻，面色苍白，唇甲不华，神疲肢倦，心悸气短，头晕目眩，形瘦纳少，苔薄白，舌质淡，脉细无力。

妙方五 白头翁双花汤

组成：白头翁50克，金银花、木槿、白糖各30克。

用法：上药加水，煎取浓汁200毫升，调入白糖，即成。温服，每日1剂，分3次服用。

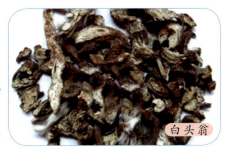
白头翁

功效：散结消瘀，清热解毒。适用于大肠癌。

妙方六 火硝郁金丸

组成：火硝、郁金、制马钱子、白矾各15克，生甘草3克。

用法：上药共研为细末，水泛为丸，如绿豆大小。每次服用0.3～0.9克，每日3次。开水送服。

功效：化痰解毒，消肿散结。适用于肠癌，症见肿块坚硬、疼痛。

妙方七 加减参苓白术散

组成：党参15克，当归、白芍、茯苓各12克，扁豆、白术、山药各20克，薏苡仁25克，砂仁、肉桂各5克，桔梗、防风各10克，甘草6克，大枣3枚。

用法：水煎，取药汁。每日1剂，分次服用。

功效：益气养血，实脾健运。结肠癌术后腹痛腹泻、消化不良等。

妙方八 二白饮

组成：白花蛇舌草、白茅根各200克，白糖30克。

用法：将白花蛇舌草、白茅根加水煎煮，水沸后以小火煮25分钟，滤渣取汁，加入白糖调匀即成。每日3次，每次服150毫升药汁。

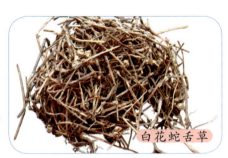

白花蛇舌草

功效：解毒消痈。适用于直肠癌。

妙方九 夏枯草饮

组成：夏枯草90克，黄糖（红糖）5片。

用法：将夏枯草加水1500毫升煎煮，滤渣取汁，加入黄糖再煎煮30分钟，即成。代茶频饮。

功效：清肝火，散瘀结。适用于直肠癌。

妙方十 白头翁方

组成：白头翁50克，金银花、木槿、白糖各30克。

用法：上药加水，煎浓汁200毫升，加白糖调匀。每日1剂，分3次温服。

功效：散结消瘀。适用于大肠癌。

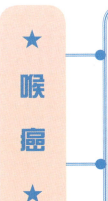

喉癌

喉癌约占全身恶性肿瘤的1%～5%，占耳鼻喉科恶性肿瘤的首位。近年来其发病率在世界大多数地区均有上升。发病年龄以40～60岁为多，男女之比为8∶1。临床表现主要为：声音嘶哑，吞咽困难，咳嗽、痰中带血，吞咽疼痛，气急，颈部肿块，肺部感染。

妙方一　鹅不食草野菊汤

组成：鹅不食草30克，野菊花15～30克，胖大海、白僵蚕各10克，陈皮15克。

用法：水煎，取药汁。每日1剂，分2次服用。

功效：清热解毒。适用于喉癌。

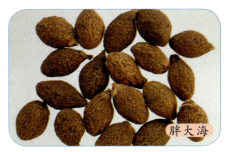

胖大海

妙方二　豆根龙葵夏枯草汤

组成：山豆根、龙葵、夏枯草各30克，嫩薄荷3克。

用法：水煎，取药汁。每日1剂，分2次服用。

功效：清热解毒。适用于喉癌。

妙方三　玄参二冬玉竹汤

组成：玄参12克，天冬、麦冬、莪术、甲珠各15克，玉竹18克，黄芪、半枝莲、白花蛇舌草各30克。

用法：水煎，取药汁。每日1剂，分2次服用。

功效：益气养阴，扶正解毒。适用于喉癌。

妙方四　昆布海藻蝉蜕汤

组成：昆布、海藻各30克，蝉蜕15～30克，菝葜30～60克，陈皮15克。

用法：水煎，取药汁。每日1剂，分2次服用。

功效：清热化痰。适用于喉癌。

妙方五　参麦五味黄芪汤

组成：人参（另煎）、桔梗、当归各 10 克，麦冬、黄芪、白花蛇舌草各 30 克，五味子 12 克，玄参 20 克，山慈菇、甘草各 9 克，川贝母 15 克。

用法：水煎，取药汁。每日 1 剂，分 2 次服用。

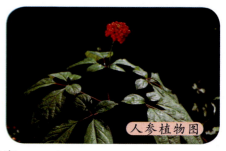

人参植物图

功效：养阴益气，解毒散结。适用于喉癌。

妙方六　蜂房蛇蜕全蝎汤

组成：蜂房、蛇蜕、全蝎、射干、山豆根、桔梗、石斛各 9 克，麦冬 15 克，北沙参 30 克，玄参 18 克，生甘草 3 克。

用法：水煎，取药汁。每日 1 剂，分 2 次服用。

功效：滋阴凉血，清热解毒。适用于喉癌。

妙方七　胆南星半夏橘红汤

组成：制胆南星、制半夏、菖蒲、僵蚕、莪术、甘草各 9 克，橘红 12 克，茯苓 25 克，枳实、党参各 10 克，竹茹 6 克，山豆根 15 克。

用法：水煎，取药汁。每日 1 剂，分 2 次服用。

功效：利湿化痰，解毒散结。适用于喉癌，痰浊凝聚。

肺癌

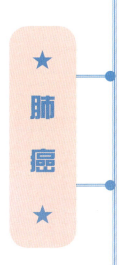

肺癌原发于支气管黏膜上皮，是最常见的恶性肿瘤之一，严重威胁着人类的健康和生命。肺癌的早期临床表现有轻有重，其症状轻重和出现的迟早取决于肿瘤发生的部位、大小及发展程度，一般为中心型出现症状较早、较多，周围型则较晚、较少。肺癌按组织学分类，有鳞状细胞癌、腺癌、未分化癌、细支气管肺泡癌等。肺癌的早期症状有刺激性干咳、血痰、胸痛等，另有约15%～20%的患者以发热为首发症状，多为肿瘤引起支气管阻塞，产生炎症而发热；也可因癌组织坏死，癌性毒素吸收引起发热。对于早、中期肺癌采取手术切除及放疗，化疗适用于已有远处转移，不适合手术及放疗，术后或放疗后又出现转移或复发者，也可以作为术后和放疗后的辅助治疗。

妙方一　参术苓归汤

组成：人参6克，白术、茯苓、天冬各15克，当归、熟地黄各12克，猪苓、灵芝、黄芪、半枝莲、白花蛇舌草各30克。

用法：水煎，取药汁。每日1剂，分2次服用。

功效：补气养血，抗癌。适用于气血双亏型肺癌。

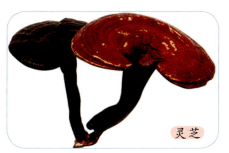

灵芝

妙方二　马兜铃川贝皂角刺汤

组成：马兜铃、川贝母、皂角刺各9克，半枝莲、鱼腥草各30克，过路黄、望江南各15克。

用法：水煎，取药汁。每日1剂，分2次服用。

功效：清热泻肺，解毒散结。适用于肺癌。

妙方三　参术茯苓半夏汤

组成：党参、桑白皮、茯苓各30克，白术15克，半夏、陈皮、紫苏梗、桔梗、枳壳各10克，竹茹12克，甘草5克。

用法：水煎，取药汁。每日1剂，分3次服用，3个月为1个疗程。

功效：健脾化痰，宣肺祛湿。适用于肺癌。

妙方四　参芪三七汤

组成：生晒参、玄参、百合、参三七、麦冬各10克，炙黄芪30克，南北沙参、楮实子各12克，芦根、莪术、枸骨叶各15克，蜈蚣3条，桔梗8克，陈皮6克。

用法：水煎，取药汁。每日1剂，分2次服用。

功效：益气养阴。适用于中、晚期肺癌。

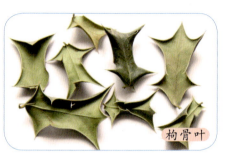

枸骨叶

妙方五　八角金盘汤

组成：八角金盘10克，干蟾皮12克，黄芪、蛇莓、八月札各30克，半枝莲、鱼腥草、七叶一枝花、丹参各15克。

用法：水煎，取药汁。每日1剂，分2次服用。第1疗程每日1剂，3个月为1个疗程。服完1个疗程后隔日或3日1剂。

功效：祛邪解毒，化瘀散结抗癌。适用于肺癌。

妙方六　金银花雪梨汁

组成：金银花30克，雪梨250克，蜂蜜20克。

用法：将金银花拣杂，洗净，放入碗中，研碎。将雪梨洗净，连皮切碎，然后与金银花碎末同放入砂锅，加适量水，煎煮20分钟，用洁净纱布过滤，去渣，收取滤汁放入容器，趁温热时调入蜂蜜，调匀即成。分2次服用，早、晚各1次。或当饮料，分数次服食。

功效：清热化痰。适用于肺癌咳嗽痰多、痰色黄质稠者。

白血病

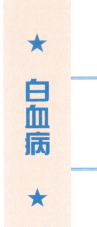

白血病是儿童和青少年中较为常见的一种恶性肿瘤，又称血癌，是人血液中的造血干细胞出现异常，肝、脾、淋巴结等器官和组织中的白细胞大量增生积聚，并使正常造血受抑制。临床表现为贫血、出血、感染及各器官浸润症状。

在临床上，白血病有急性和慢性之分。急性白血病病情进展迅速，自然病程仅有数周至数月。慢性白血病发病缓慢，早期通常表现为倦怠乏力，然后逐渐出现头晕、心悸气短、低热、盗汗、皮肤瘙痒等相应的症状。病情让人难以察觉，等到病人觉察到自己身体异常时，已经耽误了治疗的最佳时机。

中医没有白血病这种说法，有关白血病的症候、治疗等内容散见于"虚劳""恶核"等病证中。

妙方一　清瘟败毒饮

组成：生石膏15～60克，生地黄9～30克，水牛角2～6克，黄连3～9克，栀子、黄芩、知母、赤芍、玄参、连翘、牡丹皮、桔梗、甘草、竹叶各6克。

用法：水煎服。

功效：清热解毒，凉血泻火。适用于白血病热邪炽盛型。症见急性发作，高热骤起而持续，发热不恶寒或微恶寒，汗出热不解，口渴喜冷饮，烦躁不安，鼻衄，齿衄，紫斑，骨关节疼痛，或颈、腋下触及痰核，或胁下痞结，便秘，尿黄，舌红，苔黄，脉洪大。

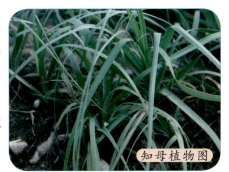

知母植物图

妙方二　神犀丹

组成：犀角（水牛角代）1800克，石菖蒲、黄芩各180克，生地黄（绞汁）、金银花各500克，金汁、连翘各300克，板蓝根270克，淡豆豉240克，玄参

210克，天花粉、紫草各120克。

用法：各生晒研细，以水牛角、地黄汁、金汁和捣为丸，每丸重3克，凉开水化服，日2次，小儿减半。

功效：清热开窍，凉血解毒。适用于白血病毒盛伤血型。症见壮热谵语，胸中烦闷，口干而渴，皮肤黏膜瘀点、瘀斑，色鲜红或紫红，全身各部均可出血，如鼻衄、齿衄、尿血、便血等，舌红绛，苔黄，脉弦数。

妙方三　生脉散

组成：人参、麦冬各9克，五味子6克。

用法：水煎服。

功效：益气生津，敛阴止汗。适用于白血病气阴两虚型。症见体倦乏力，语音低微，自汗盗汗，口渴，手足心热，反复低热，头晕目眩，皮肤紫斑或衄血，眠差，纳差，舌红或淡，少苔或花剥苔，脉细弱。

妙方四　右归丸

组成：熟地黄24克，山药（炒）、菟丝子（制）、鹿角胶（炒珠）、枸杞子、杜仲（姜汁炒）各12克，山茱萸（微炒）、当归各9克，肉桂、制附子各6克。

用法：每服9克。亦可水煎服。

功效：温补肾阳，填精益髓。适用于白血病脾肾阳虚型。症见面色㿠白，唇甲

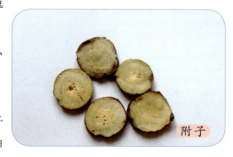
附子

不荣，气短乏力，畏寒肢冷，四肢浮肿，腰酸膝软，皮肤紫斑，衄血，尿血，便血，消瘦纳呆，自汗便溏，小便清长，阳痿遗精，舌质淡边有齿痕，苔白润，脉弱无力。

妙方五　青蒿鳖甲汤

组成：青蒿、知母各6克，牡丹皮9克，生地黄12克，鳖甲15克。

用法：水煎服。

功效：养阴透热。适用于血热毒盛型白血病。症见低热不退，夜热早凉，咽喉肿痛，口腔糜烂，颈腋痰核肿大，头晕耳鸣，口渴咽干，盗汗，腰酸，全

身骨节疼痛，鼻衄，齿衄，或见吐血、便血、尿血，皮肤紫斑，舌质红，脉细数。

妙方六　麦味地黄丸

组成：由六味地黄丸加麦冬、五味子各15克。

用法：上药为细末，炼蜜为丸，每次服9克，每日2次，空腹时用白汤送下。

功效：滋补肝肾。适用于白血病肝肾阴虚型。症见头晕眼花，目涩，视物不清，口干舌燥，心烦失眠，耳鸣耳聋，腰膝酸软，五心烦热，遗精，月经不调，皮肤紫斑，舌红少苔，脉弦细。

妙方七　川芎猪殃殃汤

组成：川芎、板蓝根、铁扁担各15克，猪殃殃48克，罂粟壳6克。

用法：水煎，取药汁。每日1剂，分4次服用。

功效：活血行气，开郁止痛。适用于白血病。

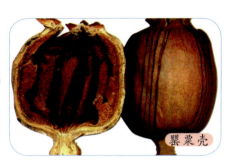

罂粟壳

妙方八　玄参解毒汤

组成：玄参、浙贝母、清半夏、生天南星（先煎2小时）各12克，牡蛎、夏枯草、昆布、半枝莲、海藻、白花蛇舌草各30克，甲珠、瓜蒌、黄药子各15克，山慈菇、七叶一枝花各20克。

用法：水煎，取药汁。每日1剂，分次服用。

功效：清热解毒，软坚散结。适用于白血病热结痰核型。

妙方九　黄芪马兰根汤

组成：生黄芪、马兰根、党参、猪殃殃、大青叶各30克，当归、麦冬、生地黄、茯苓各12克，红花、白术各9克，姜半夏6克。

用法：水煎，取药汁。每日1剂，分次服用。

功效：益气养阴。适用于急性淋巴细胞白血病、急性粒细胞白血病，在化疗时同时应用。

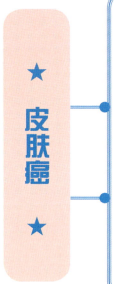

皮肤癌是起于皮肤的一种恶性肿瘤。皮肤癌的病因尚不清楚，可能与慢性皮肤疾病、物理化学性刺激有关，如角化病、着色性干皮病、严重的烧伤疤痕、顽固性溃疡和瘘管、日光长期照射、放射线等。本病的易感性与种族也有关，白色人种发病率比有色人种显著增高。皮肤癌容易早期发现及诊断，病情发展缓慢，中西医治疗方法也较多，一般可以根治，5年生存率90%以上。

妙方一　生地归芍丹参汤

组成：生地黄、当归各12克，赤芍、丹参、川牛膝、僵蚕、金银花各9克，蒲公英、白花蛇舌草、汉防己、茯苓皮各30克，赤小豆60克，干蟾皮6克，制乳没、甘草各4.5克。

用法：水煎，取药汁。每日1剂，分2次服用。

功效：和营化瘀，利湿解毒。适用于皮肤鳞状上皮癌。

妙方二　参芪归芍丹参汤

组成：党参、黄芪、当归、赤芍、丹参、川牛膝、僵蚕、金银花各9克，生地黄12克，蒲公英、白花蛇舌草各30克，赤小豆60克，茯苓皮15克，干蟾皮6克，甘草4.5克。

用法：水煎，取药汁。每日1剂，分2次服用。

功效：益气化瘀，利湿解毒。适用于皮肤鳞状上皮癌。

妙方三　丹参白鲜皮汤

组成：丹参、白鲜皮各20克，当归、赤芍、莪术、七叶一枝花各15克，桃仁、生何首乌、僵蚕各10克，山慈菇、土茯苓、半枝莲各30克，蜈蚣3条，川芎5克。

用法：水煎，取药汁。每日1剂，分2～3次服用。

功效：活血化瘀，祛风解毒。适用于皮肤癌。

妙方四　参芪当归白芍汤

组成：党参、龙骨各15克，太子参、白花蛇舌草、乌梅、山楂、牡蛎、土茯苓各30克，当归、白芍各12克，黄芪5克，甘草10克。

用法：水煎，取药汁。每日1剂，分3次服用。

功效：补益气血，除湿收敛。适用于皮肤鳞状上皮癌冷冻疗法后。

妙方五　半枝莲大黄汤

组成：半枝莲60克，大黄6克，川芎、藁本、蔓荆子、菊花、金银花各18克，黄芩、黄柏各9克，红花、桃仁各3克。

用法：水煎，取药汁。每日1剂，分2次服用。

功效：清热解毒，活血止痛。适用于皮肤癌。

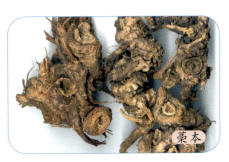
藁本

妙方六　参芪白术百合汤

组成：黄芪、白花蛇舌草各30克，太子参15克，白术、赤芍各10克，百合20克，当归12克，蒲公英25克，乳香、野菊花、没药各9克。

用法：水煎，取药汁。每日1剂，分2次服用。

功效：益气活血，清热解毒。适用于正虚邪盛之皮肤癌。

妙方七　薏苡仁白鲜皮汤

组成：薏苡仁30克，白鲜皮、仙鹤草各20克，大豆黄卷、土茯苓、山豆根、牡丹皮、连翘、地丁、半枝莲、大蓟、小蓟各15克，干蟾皮10克。

用法：水煎，取药汁。每日1剂，分2～3次服用，可连续服用。

功效：清热凉血，祛湿解毒。适用于皮肤癌血热湿毒型。

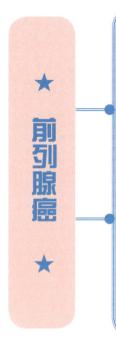

前列腺癌

前列腺癌是发生于前列腺腺体的恶性肿瘤，是男性泌尿系统的常见肿瘤。本病早期症状和体征多不明显，有些癌瘤长期处于潜伏状态。临床症状一旦出现，病多属晚期，且多数发展迅速。主要症状有排尿障碍，尿流变细或尿流偏歪或尿流分叉、尿程延长、尿急、尿痛、尿意未尽感，严重时尿滴沥，发生慢性尿潴留。腰与后背疼痛，也可导致坐骨神经痛，可向会阴部或直肠部放射，晚期疼痛剧烈难忍。本病在治疗上应争取早期手术。第一、第二期可根除，3期只可姑息性切除。内分泌治疗可缩小瘤体，减轻症状。不适宜手术者放射疗法有一定疗效，也可做化学疗法及冷冻疗法。

妙方一　女贞子皂角刺汤

组成：女贞子、菟丝子、莪术、胆南星各15克，皂角刺、红花、穿山甲、露蜂房各10克，夏枯草、丹参各30克，猪牙皂6克，酒地龙、猪苓、龙葵各20克。

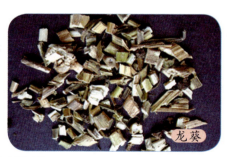

龙葵

用法：水煎，取药汁。每日1剂，分2次服用。

功效：通经活血，软坚散结。适用于前列腺癌。

妙方二　女贞旱莲草汤

组成：女贞子、莪术、海藻、土茯苓、夏枯草、地龙各30克，旱莲草、菟丝子、青蒿、三棱各15克，炙鳖甲20克，土鳖虫、僵蚕各12克，制马钱子0.3克。

用法：水煎，取药汁。每日1剂，分2次服用。

功效：行气活血通经。适用于前列腺癌。

前列腺癌

妙方三 太子参半枝莲汤

组成：太子参20克，白花蛇舌草、半枝莲、金钱草、蜀羊泉、茅根各30克，生地榆、血余炭各10克，生甘草5克。

用法：水煎，取药汁。每日1剂，分2次服用。

功效：滋肾阴，清湿热，化瘀毒，凉血止血。适用于前列腺癌。

妙方四 射干黄芪汤

组成：射干30克，黄芪20克，蒲公英、仙鹤草、白毛藤各25克，琥珀（冲）5克。

用法：水煎，取药汁。每日1剂，分2次服用。

功效：清热解毒，益气利湿。适用于前列腺癌。

妙方五 野葡萄根饮

组成：野葡萄根30～60克。

用法：将野葡萄根用水洗一下，放入砂锅中，加水煎汤。代茶饮，每日1剂。

功效：抗癌。适用于前列腺癌。

妙方六 参苓麦冬枸杞汤

组成：太子参、生黄芪、紫河车、麦冬各15克，沙参、龟甲各10克，茯苓、枸杞子、炙鳖甲、制黄精、白术各12克，麦冬、牡丹皮、鸡内金各9克，人参（另炖）6克。

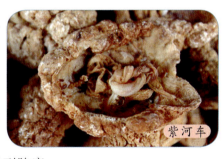

紫河车

用法：水煎，取药汁。每日1剂，分2次服用。

功效：双补气血，扶正祛邪。适用于前列腺癌。

妙方七 黄芪补骨脂汤

组成：生黄芪18克，黄精、补骨脂、怀山药、益智仁、牡丹皮、茯苓、枸杞子各12克，女贞子、淫羊藿、党参各15克，白术、泽泻、太子参各10克，熟地黄16克，麦冬9克，甘草3克。

用法：水煎，取药汁。每日1剂，分2次服用。

功效：益气补气，壮阳化水。适用于前列腺癌。

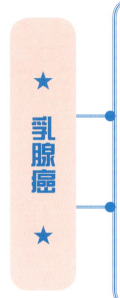

乳腺癌

乳腺癌是女性常见的恶性肿瘤之一，它严重危害妇女健康，发病率占全身恶性肿瘤的7%～10%，在女性中仅次于宫颈癌而占第二位。乳腺癌的病因复杂，是多种因素作用的结果。本病的早期临床症状常表现为：乳房发现异常变化，如扪到包块或有增厚、胀感，出现微凹（酒窝征），皮肤变粗发红，乳头变形、回缩或有鳞屑等，乳头溢液、疼痛或压痛。还有极少数人，首先发现的是腋窝淋巴结肿大，虽不是早期临床表现，常提示乳房内的隐匿性癌。本病的治疗仍以手术为主。应根据病情与病期的不同选择不同的手术方案。此外还有化疗、放疗、激素治疗、免疫治疗和中医药治疗。中医治疗乳腺癌的原则是：扶正祛邪，活血化瘀，消毒散结。

妙方一　全蝎蛇蜕散

组成：全蝎、蛇蜕、蜂蜜各30克。

用法：取以上3味晒干或烘干，碾成细粉，混合均匀，瓶装备用。口服，每日3次，每次6克。

功效：清热解毒，散结抗癌。适用于乳腺癌热毒蕴结型。

妙方二　土贝母香附散

组成：土贝母500克，香附、甲珠各250克。

用法：把以上3味共研为细粉，瓶装备用。口服，每日2次，每次3克。

功效：清热解毒，行气消肿，散结抗癌。适用于乳腺癌热毒蕴结型。

妙方三　龙葵白芷蒲公英汤

组成：龙葵、白芷、蒲公英各30克，蛇莓、薜荔果、七叶一枝花各15克。

用法：水煎，取药汁。每日1剂，分2次服用。

功效：抗癌。适用于乳腺癌。

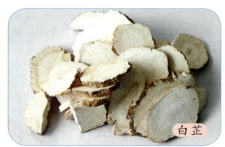

白芷

妙方四　瓜蒌生地活血散

组成：瓜蒌、生地黄各 150 克，贝母、生香附、煅牡蛎各 120 克，漏芦、白芥子、茯苓、炒麦芽各 90 克，王不留行、制半夏、当归、橘叶、炒白芍、小青皮、陈皮各 60 克，炮穿山甲、木通、川芎、甘草各 30 克。

用法：上药共研细末，装瓶备用。口服，每日 3 次，每次 6 克。

功效：理气化痰，活血散结。适用于乳腺癌。

妙方五　天门冬饮

组成：天门冬 8 克，绿茶 2 克。

用法：将天门冬拣杂，洗净，晾干或晒干，切成饮片，与绿茶同放入杯中，用沸水冲泡，加盖焖 15 分钟，即可开始饮用。代茶频饮，一般可冲泡 3～5 次。

功效：养阴清火，生津润燥，防癌抗癌。适用于早期乳腺癌。

妙方六　黄芪金银花当归汤

组成：生黄芪、金银花、当归各 30 克，全瓜蒌 50 克，柴胡 20 克，穿山甲、青皮、陈皮、甘草各 9 克。

用法：水煎，取药汁。每日 1 剂，分 2 次服用。

功效：益气扶正，理气活血，解毒散结。适用于乳头乳晕湿疹样癌。

妙方七　全蝎瓜蒌散

组成：全蝎 160 克，瓜蒌 25 个。

用法：将全蝎晒干或烘干，碾成细粉，均匀地纳入瓜蒌焙干存性，碾成细粉，瓶装备用。口服，每日 3 次，每次 3 克，连服 1 个月。

功效：清热解毒，化痰散结，通络抗癌。适用于热毒蕴结型乳腺癌。

妙方八　王不留行黑豆汁

组成：黑豆 60 克，王不留行 15 克，红糖适量。

用法：取王不留行焙干研粉备用。将黑豆加水煮汁，调入王不留行粉及红糖，略煮即可。每日 1 剂，分 2 次服用，可连服 10～15 日。

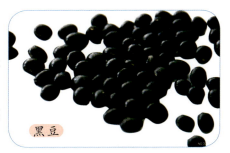
黑豆

功效：活血利水，祛风止痛。适用于乳腺癌疼痛症状较明显者。

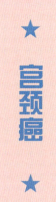

宫颈癌

宫颈癌是最常见的女性生殖器官恶性肿瘤之一，占女性生殖器官恶性肿瘤半数以上，严重威胁着妇女的生命和健康。宫颈癌多见于40～60岁之间，平均年龄为53.8岁，发病随年龄而增长，绝经期后逐渐下降。对于有宫颈癌家族史的妇女，定期检查尤为重要。

妙方一 参芪茜草汤

组成：丹参、黄芪、茜草各15克，海螵蛸、南沙参、紫花地丁、蒲公英、楮实子、制龟甲、东阿胶（烊化，分冲）各30克，粉甘草、白芷、制乳香、制没药、皂角刺各10克，白花蛇舌草60克。

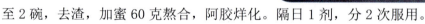
楮实子

用法：上药除阿胶外，加6碗水，煎至2碗，去渣，加蜜60克熬合，阿胶烊化。隔日1剂，分2次服用。

功效：败毒去腐，托里排脓，养血滋阴，抗癌。适用于宫颈癌。

妙方二 白头翁秦皮汤

组成：白头翁12克，秦皮、甘草各5克，黄柏、玄参、黄芩各7克，黄连2克，白芍10克。

用法：水煎，取药汁。每日1剂，分2次服用。

功效：清肝热，养阴血。适用于宫颈癌。

妙方三 参术炮姜汤

组成：党参、白术各10克，炮姜、附片各7克，炙甘草、枳实各3克。

用法：水煎，取药汁。每日1剂，分2次服用。

功效：温中健脾。适用于宫颈癌放疗后引发的肠炎。

妙方四　五花饮

组成：葛花、鸡蛋花、金银花、木棉花、甘菊花、甘草、薏苡仁、白扁豆各10克，槐花米12克，冰糖适量。

用法：将葛花、鸡蛋花、金银花、槐花米、木棉花、甘菊花、甘草、薏苡仁、白扁豆放入瓦锅中，加清水10碗浸约10分钟，用小火煮1小时，滤出药材，滤液中加入冰糖即成。每日2次至3次，每次1小碗，连饮7～10日。

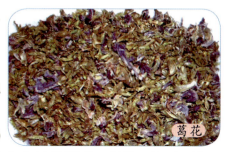
葛花

功效：清热解毒，消肿止痛。适用于宫颈癌溃疡合并感染。

妙方五　七叶一枝花乌梅蜜饮

组成：七叶一枝花、乌梅各15克，蜂蜜30克。

用法：将七叶一枝花拣杂，洗净，切成片，与择洗干净的乌梅同放入砂锅，加水适量，浓煎2次，每次30分钟，合并2次煎液，用洁净纱布过滤，收取滤汁放入容器，用小火浓缩至300毫升，离火，待温热时调入蜂蜜，拌和均匀即成。每日2次，每次150毫升，温服。

功效：清热解毒，生津抗癌。适用于宫颈癌。

妙方六　黄芪桂圆当归汤

组成：黄芪30克，桂圆肉、白芍各15克，当归、广陈皮、半夏各10克，甘草5克。

用法：上药同入锅中，加适量水，煎煮2次，每次30分钟，合并滤汁即成。每日1剂，分2次服用。

功效：益气养血，理气和胃。适用于宫颈癌术后气血不足、体质虚弱者。

妙方七　蛇床子苦参汤

组成：蛇床子、半枝莲、忍冬藤各30克，苦参、地肤子各15克，黄柏、苍术12克。

用法：上药煎汤。以药汤清洗外阴，每日1～2次，每日1剂。

功效：清热利湿解毒。适用于宫颈癌。

妙方八　柴胡蛇舌汤

组成：柴胡9克，炒白芍、莪术、当归、郁金、黄芪各10克，白花蛇舌草、半枝莲各30克，八月札、白术、昆布各12克，铁树叶15克。

用法：水煎，取药汁。每日1剂，分2次服用。

功效：疏肝理气，活血攻毒。适用于宫颈癌肝郁气结型。